Neuregelung des Verkehrs mit Betäubungsmitteln

Vortrag
gehalten am 13. Februar 1931 in der
Dienstversammlung der Medizinalbeamten
und Apothekenrevisoren Groß-Berlins

von

Ernst Urban
Redakteur der Pharmazeutischen Zeitung

Sonderabdruck aus
„Pharmazeutische Zeitung"
1931, Nr. 21, 22, 23

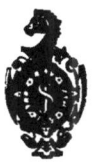

Springer-Verlag Berlin Heidelberg GmbH 1931

Inhalt.

	Seite
I. Vorgeschichte	3
II. Betäubungsmittel und betäubungsmittelhaltige Arzneien	6
III. Das Opiumgesetz vom 10. Dezember 1929	11
IV. Die Verordnung vom 19. Dezember 1930	14
A. Verschreibung	15
1. Wer darf betäubungsmittelhaltige Arzneien verschreiben und für wen?	15
2. Welche Betäubungsmittel dürfen verschrieben werden und unter welchen sachlichen Bedingungen?	17
3. Wie müssen betäubungsmittelhaltige Arzneien verschrieben werden?	23
B. Abgabe	25
1. Abgabe im Handverkauf	25
2. Abgabe gegen ärztliches, zahnärztliches oder tierärztliches Rezept	25
Lieferung von Betäubungsmitteln und betäubungsmittelhaltigen Arzneien an Krankenhäuser	32
3. Abgabe gegen Erlaubnis- und Bezugsschein	35
C. Buchführung	35
V. Schluß	38

ISBN 978-3-662-40849-0 ISBN 978-3-662-41333-3 (eBook)
DOI 10.1007/978-3-662-41333-3

Der vor der Drucklegung bis zum Stande vom 1. April 1931 fortgeführte Vortrag bildet eine Ergänzung der beiden im gleichen Verlage erschierenen Schriften:
    a. „Die gesetzlichen Bestimmungen über den Verkehr mit Betäubungsmitteln. Nach dem Stande vom 1. Januar 1931. Für Apotheker, Ärzte, Handel und Industrie." (Broschüre) Preis 1 RM.
    b. „Die Abgabe von Betäubungsmitteln in den Apotheken gemäß der Verordnung vom 19. Dezember 1930." (Tabelle) Preis 0,50 RM.

Der 1. April 1931 wird sich für Ärzte und Apotheker als ein kritischer Tag erster Ordnung erweisen. An ihm gewinnt eine gesetzliche Neuordnung Rechtskraft, die einen ungewöhnlich einschneidenden Eingriff in die Befugnisse der Angehörigen beider Berufe darstellt, nämlich die Verordnung über das Verschreiben Betäubungsmittel enthaltender Arzneien und ihre Abgabe in den Apotheken vom 19. Dezember 1930. Grund genug für alle davon betroffenen Kreise, sich durch eingehendes Studium der Verordnung rechtzeitig auf die neuen Rechtsverhältnisse vorzubereiten.

I. Vorgeschichte.

Die deutsche Opiumgesetzgebung ist ein Kind internationaler Vereinbarungen, die bis weit in die Vorkriegszeit zurückreichen. Schon im Jahre 1909 tagte in Schanghai eine Internationale Opiumkommission, die jedoch keine nennenswerten Spuren hinterließ. Den Ausgangspunkt der späteren Opiumgesetze bildete vielmehr das am 23. Januar 1912 im Haag von zwölf europäischen und außereuropäischen Staaten abgeschlossene erste Internationale Opiumabkommen. Deutschland befand sich unter den vertragschließenden Staaten, ratifizierte das Abkommen jedoch zunächst nicht. Das mußte um so auffallender erscheinen, als auch in deutschen Parlamenten gesetzliche Maßnahmen zur Abwehr des Opiummißbrauchs gefordert worden waren. Insbesondere hatte der Reichstag bereits am 4. März 1910 eine Resolution von Treuenfels angenommen, welche den Reichskanzler ersuchte, „baldmöglichst einen Gesetzentwurf vorzulegen, der bezweckt, den Mißbrauch narkotischer Arzneimittel wirksam zu verhindern, da diese Arzneimittel jetzt auf dem Wege des sogenannten Großhandels vielfach in die Hände unbefugter Personen gelangen, und dem Morphinismus, Kokainismus, sowie ähnlichen schwerkrankhaften Erscheinungen zu einer höchst verderblichen Verbreitung verholfen haben". Die Zurückhaltung der deutschen Reichsgesetzgebung änderte sich jedoch mit einem Schlage, als der Friedensvertrag von Versailles vom 16. Juli 1919 in Artikel 295 alle an ihm beteiligten Regierungen, soweit sie das noch nicht getan hatten, verpflichtete, das Haager Opiumabkommen sogleich in Kraft zu setzen. Jetzt wurden, nachdem man während des Krieges bereits mit verschiedenen amtlichen Warnungen und einer Reihe von Notverordnungen eine Einschränkung des Mißbrauchs von Opiaten herbeizuführen versucht hatte, die erforderlichen gesetzlichen Bestimmungen dem Reichstag vorgelegt und von diesem überraschend schnell erledigt. Am 1. Januar 1921 trat das Gesetz zur Ausführung des internationalen Abkommens vom 30. Dezember 1920 in Kraft, das unter dem 13. Juli 1923 auf angebliche Opiate ausgedehnt wurde. Die wesentlichen Prinzipien des Gesetzes waren die Aufsicht durch das Reichsgesundheitsamt, ferner die Erlaubnispflicht, Bezugsscheinpflicht und Verpflichtung zur Lagerbuchführung mit gewissen Einschränkungen. Die Ausführungsbestimmungen der Reichsregierung ergingen unter dem 26. Februar 1921 und wurden unter dem 23. Dezember 1923 hinsichtlich der Ein- und Ausfuhr revidiert. Als sich trotz der Bindung der Apotheker, die Opiate nur gegen ärztliches, zahnärztliches oder tierärztliches Rezept und nur als Heilmittel abzugeben, die Klagen aus ärztlichen Kreisen über Anfertigung gefälschter Morphin- und Kokainrezepte in Apotheken sowie über unerlaubte Repetitionen solcher Rezepte mehrten, schritt die Reichsregierung zu einer Verschärfung der Kontrolle durch Ausdehnung derselben auf ärztliche und zahnärztliche Rezepte. Diese Maßnahmen wurden, nachdem ein Gesetz zur Abänderung des Opiumgesetzes vom 21. März 1924 die Ermächtigung erteilt hatte, durch neue Ausführungsbestimmungen vom 5. Juni 1924 eingeführt.

Seit dieser Zeit besteht die Verpflichtung der Apotheker, diejenigen ärztlichen und zahnärztlichen Rezepte, die ohne erneute Unterschrift nicht repetiert werden dürfen, in den Apotheken zurückzubehalten, bzw. die Kassen- und Anstaltsverordnungen abzuschreiben und drei Jahre lang aufzubewahren. Tierärztliche Verschreibungen wurden nicht betroffen. Die Behörde wollte durch die neuen Maßnahmen die Anfertigung gefälschter Rezepte, sowie unerlaubte Repetitionen verhindern und ferner kontrollieren, ob der Verbrauch an Opiaten in den einzelnen Apotheken über den durch die zurückbehaltenen bzw. abgeschriebenen Rezepte nachgewiesenen Umfang wesentlich hinausging. Diese Regelung brachte dem praktischen Apotheker deshalb gewisse Schwierigkeiten, weil es ihm bei der etwas unübersichtlichen Fassung der Vorschriften über die Abgabe starkwirkender Arzneimittel nicht immer möglich war, im Einzelfalle rasch und sicher zu beurteilen, welche Rezepte zurückzubehalten sind oder nicht. Schon damals wurde in Apothekerkreisen der Wunsch nach klarerer und einfacherer Regelung laut, wie auch durch zwei auf der Görlitzer Hauptversammlung des D. Ap.-V. von 1924 zur Verhandlung gelangte Anträge dargetan wurde. Die Schwierigkeiten steigerten sich jedoch für die Apotheker alsbald in ungeahntem Maße, als das Reichsgericht in seinem Urteil vom 5. Oktober 1926 und in späteren Entscheidungen sie bei jeder Abgabe einer unter das Gesetz fallenden Arznei zur Prüfung der Frage verpflichtete, ob das Opiat auch „nur als Heilmittel" verschrieben sei. da nur unter dieser Voraussetzung die Abgabe in den Apotheken als zulässig angesehen wurde. Die praktische Unmöglichkeit für die Apotheker, diesen Bestimmungen gerecht zu werden, sowie eine Reihe von Prozessen, in denen Apotheker wegen Anfertigung regulärer ärztlicher Verordnungen von Betäubungsmitteln verurteilt wurden, ließen naturgemäß in den Kreisen der praktischen Apotheker eine weitgehende Verwirrung über ihre Rechte und Pflichten auf diesem Gebiete entstehen. Diese unhaltbaren

Verhältnisse wurden in zahlreichen Artikeln in der Fachpresse und in fachlichen Versammlungen eingehend behandelt. Die Königsberger Hauptversammlung des D. Ap.-V. vom 30. August 1928 nahm dazu einstimmig einen Antrag des Vorstands und Wirtschaftsrats an, in dem gefordert wurde,

„daß die Bestimmungen des Opiumgesetzes über die Ausstellung ärztlicher Verordnungen und über die Anfertigung derselben in den Apotheken so klar und eindeutig gefaßt werden, daß der Apotheker vorschriftsmäßig ausgestellte ärztliche Verordnungen über Rauschgifte anfertigen kann, ohne Gefahr zu laufen, mit den Medizinalbehörden oder den Gerichten in Konflikt zu kommen."

Auch die Behörde hatte z. T. aus den angeführten Gründen, z. T. aber auch deshalb, weil sie die bisherige Verkehrsbeschränkung auf Grund ihrer Beobachtungen über fahrlässige Rauschgiftverschreibung durch Ärzte noch nicht für ausreichend erachtete, zumal die Verordnungen für Tiere der Kontrolle entzogen waren, bereits eine anderweitige Regelung der ganzen Materie ins Auge gefaßt, über die auf der genannten Königsberger Hauptversammlung des D. Ap.-V. von 1928 die ersten amtlichen Mitteilungen gemacht wurden. Was dort bekanntgegeben wurde, waren die Grundlinien, auf denen die Verordnung vom 19. Dezember 1930 beruht. Schon damals war man sich über das Prinzip der Neuregelung im wesentlichen klar. Das Erscheinen der Verordnung hat sich vornehmlich aus zwei Gründen verzögert.

Einmal führte die große Schwierigkeit der Aufgabe, die man sich hier gestellt hatte, immer wieder zu neuen Erwägungen, Bedenken und Änderungen, zum anderen bereiteten sich in der grundlegenden Opiumgesetzgebung einige Neuerungen vor. Zunächst war unter dem 19. Februar 1925 in Genf ein neues Internationales Opiumabkommen vereinbart worden, das das frühere vom 23. Januar 1912 größtenteils ersetzte, und dies ein Abkommen war durch ein deutsches Gesetz vom 26. Juni 1929 verkündet und am 13. November 1929 für das Deutsche Reich in Kraft getreten, wobei bemerkt sei, daß diese Internationalen Abkommen nur das Reich als solches, nicht dessen einzelne Staatsbürger gesetzlich binden. Infolge dieser Veränderung der internationalen Grundlage entschied man sich dafür, die geplante Novelle zum Deutschen Opiumgesetz zu einem ganz neuen, nicht unmittelbar von den Internationalen Abkommen abhängigen Gesetz über den Verkehr mit Betäubungsmitteln auszugestalten. Dieses Gesetz, das ein kleines Arzneimittelgesetz, beschränkt auf Betäubungsmittel, darstellt, wurde am 10. Dezember 1929 erlassen.

Nunmehr war der Weg für die geplante Ausführungsverordnung über das Verschreiben Betäubungsmittel enthaltender Arzneien und ihre Abgabe in den Apotheken frei. Aber immer neue Erwägungen und Beratungen bewirkten es, daß die Vorlage erst am 8. Juli 1930 dem Reichsrat überwiesen und von diesem erst am 19. Dezember 1930 verabschiedet wurde. Die Verordnung wurde dann am 24. März 1931 durch Einfügung des Acedicons ergänzt. In der Zwischenzeit waren bereits sechs andere Ausfüh-

rungsverordnungen zu dem Betäubungsmittelgesetz amtlich publiziert worden. Sie hatten zum Gegenstand
1. Unterstellung weiterer Betäubungsmittel unter die Bestimmungen des Opiumgesetzes. V. vom 19. Dezember 1929 (desgl. später vom 24. März 1931).
2. Fortfall der Bezugsscheinpflicht bei Betäubungsmitteln. V. vom 20. Dezember 1929.
3. Zulassung zum Verkehr mit Betäubungsmitteln. V. vom 1. April 1930.
4. Einfuhr, Durchfuhr und Ausfuhr von Betäubungsmitteln. V. vom 1. April 1930.
5. Ankündigung und Beschriftung von Betäubungsmittel enthaltenden Arzneien. V. vom 14. April 1930.
6. Erhebung einer Gebühr für Bezugscheine auf Betäubungsmittel. V. vom 10. Dezember 1930.

Außerdem ist noch eine Ausführungsverordnung vom 1. Juli 1924 zum früheren Opiumgesetz, die die Abgabe gewisser Betäubungsmittel enthaltender Zubereitungen ohne Bezugsschein gestattet, weiterhin in Geltung. Einige weitere Ausführungsverordnungen über die Bezugsscheine und die allgemeine Lagerbuchführung stehen noch aus. Erst mit ihrem Erscheinen wird die neue Opiumgesetzgebung einen gewissen Abschluß erlangen.

II. Betäubungsmittel und betäubungsmittelhaltige Arzneien.

Es ist nicht ohne Interesse und für die Auslegung der neuen Vorschriften auch wichtig, einen Vergleich über die Reichweite der einzelnen gesetzlichen Maßnahmen, d. h. über die Zahl der von ihnen erfaßten Betäubungsmittel anzustellen. Dabei ergibt sich folgendes Bild:

1. Das Internationale Opiumabkommen vom 23. Januar 1912 (Haag) erstreckte sich auf: Rohopium, zubereitetes Opium einschließlich Droß und Rückstände vom Rauchopium, Opium für medizinische Zwecke, Morphin und seine Salze, Kokain und seine Salze, Heroin und seine Salze, Pharmazeutische Zubereitungen, die mehr als 0,2 p. c. Morphin oder mehr als 0,1 p. c. Kokain oder mehr als 0,1 p.c. Heroin enthalten. Das sind im ganzen 9 Stoffe und Zubereitungen.
2. Das Gesetz zur Ausführung des Internationalen Opiumabkommens vom 30. Dezember 1920 erfaßte alle im Internationalen Abkommen genannten Mittel mit Ausnahme von zubereitetem Opium, das nicht besonders erwähnt war.
3. Durch Gesetz zur Änderung des Opiumgesetzes vom 21. März 1924 wurde Rohkokain in die Reglementierung einbezogen.
4. Das Internationale Opiumabkommen vom 19. Februar 1925 (Genf) erstreckt sich auf folgende Stoffe: Rohopium, Opium für medizinische Zwecke, Morphin und seine Salze, Heroin und seine Salze, Kokablätter, Rohkokain, Kokain und seine Salze, Ecgonin, Indischer Hanf, alle Zubereitungen, die mehr als 0,2 p. c. Morphin oder mehr als 0,1 p. c. Kokain oder die Heroin (g l e i c h v i e l. i n w e l c h e r M e n g e) enthalten, die galenischen Zubereitungen

(Extrakt und Tinktur) des Indischen Hanfs. Im ganzen sind das 13 Stoffe und Zubereitungen. Bezüglich des zubereiteten Opiums ist das Abkommen vom 23. Januar 1912 in Kraft geblieben. Neu hinzugetreten waren hierbei Kokablätter, Ecgonin, Indischer Hanf und die galenischen Zubereitungen dieses.

5. Von dem deutschen Betäubungsmittelgesetz vom 10. Dezember 1929 einschließlich der Ausdehnungsverordnungen vom 19. Dezember 1929 und 24. März 1931 werden die folgenden Betäubungsmittel erfaßt, wobei die unter wortgeschütztem Namen im Verkehr befindlichen Präparate nur unter diesem angeführt seien, nämlich Acetyl-demethylo-dihydrothebain als Acedicon, Diazetylmorphin als Heroin, Dihydrokodeinon als Dicodid, Dihydromorphin als Paramorfan, Dihydromorphinon als Dilaudid, Dihydrooxycodeinon als Eukodal:

Acedicon, seine Salze und Zubereitungen, sowie die Zubereitungen der Salze.
Dicodid, seine Salze und Zubereitungen, sowie die Zubereitungen der Salze.
Dilaudid, seine Salze und Zubereitungen, sowie die Zubereitungen der Salze.
Ecgonin, seine Salze und Zubereitungen, sowie die Zubereitungen der Salze.
Eukodal, seine Salze und Zubereitungen, sowie die Zubereitungen der Salze.
Heroin, seine Salze und Zubereitungen, sowie die Zubereitungen der Salze.
Indischer Hanf.
Indisch-Hanfextrakt.
Indisch-Hanftinktur.
Kokablätter.
Kokain und seine Salze.
Kokain und Kokainsalze enthaltende Zubereitungen, sofern der Gehalt der Zubereitung, berechnet auf Kokain, mehr als 0,1 p. c. beträgt.
Morphin und seine Salze.
Morphinester, ihre Salze und Zubereitungen, sowie die Zubereitungen der Salze.
Morphin und Morphinsalze enthaltende Zubereitungen, sofern der Gehalt der Zubereitung, berechnet auf Morphin, mehr als 0,2 p. c. beträgt.
Opium für medizinische Zwecke (Opium pulveratum D. A.-B.).
Paramorfan, seine Salze und Zubereitungen, sowie die Zubereitungen der Salze.
Rohkokain.
Rohopium (Opium D. A.-B.).

Das sind im ganzen 19 Stoffe und Zubereitungen. Die Vermehrung der Liste gegenüber dem letzten Internationalen Abkommen entfällt auf Acedicon, Dicodid, Dilaudid, Eukodal und Paramorfan, sämtlich nebst Salzen und Zubereitungen, ferner auf die Salze und Zubereitungen von Ecgonin, sowie auf Morphinester nebst Salzen und Zubereitungen. Andererseits besagt das Gesetz in § 9, daß Einfuhr, Durchfuhr, Ausfuhr, Herstellung und Verkehr von zubereitetem Opium, von sogenanntem Droß und allen anderen Rückständen des Rauchopiums, von dem aus Indischem Hanfe gewonnenen Harz und den gebräuchlichen Zubereitungen dieses Harzes, insbesondere Haschisch, verboten sind.

6. Gegenüber dieser Liste von Betäubungsmitteln, die den Bestimmungen des Betäubungsmittelgesetzes unterliegen, ist der Kreis der von der neuen Verschreibungsverordnung, wie die Verordnung vom 19. Dezember 1930 kurz genannt werden soll, erfaßten Mittel wieder ein anderer. Diese Verordnung erstreckt sich auf die folgenden 17 Stoffe und Zubereitungen:

Acedicon, seine Salze und Zubereitungen, sowie die Zubereitungen der Salze.
Dicodid, seine Salze und Zubereitungen, sowie die Zubereitungen der Salze.
Dilaudid, seine Salze und Zubereitungen, sowie die Zubereitungen der Salze.
Ecgonin, seine Salze und Zubereitungen, sowie die Zubereitungen der Salze.
Eukodal, seine Salze und Zubereitungen, sowie die Zubereitungen der Salze.
Heroin, seine Salze und Zubereitungen, sowie die Zubereitungen der Salze.
Kokablätter und ihre Zubereitungen.
Kokain und seine Salze, sowie Zubereitungen, die Kokain oder seine Salze enthalten.
Laudanon und ähnliche Zubereitungen.
Morphin und seine Salze, sowie Zubereitungen, die Morphin oder seine Salze enthalten.
Morphinester, ihre Salze und Zubereitungen, sowie die Zubereitungen der Salze.
Narcophin.
Opium für medizinische Zwecke (Opium pulveratum D. A.-B.).
Pantopon und ähnliche Zubereitungen.
Paramorfan, seine Salze und Zubereitungen, sowie die Zubereitungen der Salze.
Rohkokain.
Rohopium (Opium D. A.-B.)

Die Veränderungen gegenüber der Betäubungsmittelliste des Opiumgesetzes sind folgende:

a. Nicht berücksichtigt sind Indischer Hanf, Indisch Hanfextrakt und Indisch Hanftinktur. Dafür sind inzwischen alle zum innerlichen Gebrauch bestimmten Zubereitungen und Präparate von Indischem Hanf durch Änderung der Vorschriften über die Abgabe stark wirkender Arzneimittel dem Zwange jedesmaliger ärztlicher Verschreibung unterstellt worden. Zu äußerlichen Zwecken (Hühneraugenkollodium) bleiben die genannten Zubereitungen somit dem Handverkauf überlassen.

b. die Morphin oder Kokain enthaltenden Zubereitungen sind auch dann inbegriffen, wenn ihr Gehalt an Morphin oder Kokain 0,2 bzw. 0,1 p.c. nicht übersteigt. Durch diese Bestimmung wird auch, was in der Praxis leicht übersehen werden könnte, der Mohnsirup, Sirupus Papaveris, der, wenn auch in ganz geringen Mengen, Morphin enthält, den Beschränkungen der neuen Verordnung unterworfen, darf also selbst in weiteren Verdünnungen keinesfalls im Handverkauf abgegeben werden.

c. als besondere Betäubungsmittel sind aufgeführt Narcophin, Laudanon, Pantopon und die dem Laudanon oder Pantopon ähnlichen Zubereitungen. Diese unterliegen allerdings auch dem

Betäubungsmittelgesetz, und zwar Narcophin als ein Morphinsalz, Laudanon und Pantopon als über 0,2 p. c. Morphin enthaltende Zubereitungen.

Zur Terminologie des Betäubungsmittelgesetzes und der Verschreibungsverordnung sei noch folgendes bemerkt: Unter der Bezeichnung Dicodid bringt die herstellende Firma sowohl das salzsaure als auch das saure weinsaure Salz der Base Dihydrokodeinon in den Handel. Bei Dihydromorphin (Paramorfan), von dem sich nur noch Restbestände im Handel befinden, bezeichnet der Hersteller mit Paramorfan das salzsaure Salz der Base. Dilaudid ist die Handelsbezeichnung für das salzsaure Dihydromorphinon. Eukodal ist, wie das Arzneibuch beweist, die Bezeichnung für das Dihydrooxycodeinonum hydrochloricum und nicht für die Base selbst.

Diese Unterschiede sind jedoch praktisch bedeutungslos, da die Verordnung in den §§ 3 und 4 besagt, daß ihre Bestimmungen auch für die Salze der in der Verordnung als Basen aufgeführten Betäubungsmittel und im übrigen auch dann gelten, wenn ein Betäubungsmittel unter einem anderen Namen im Verkehr ist, als in der Verordnung angegeben.

Als dem Laudanon bzw. Pantopon ähnliche Zubereitungen sind u. a. anzusehen: Alcoponum (Syndikat), Domopon (Sanabo-Chinoin), Glycomecon (Chemisch-pharmazeutische Industrie Wiesbaden. „Reine chemische Verbindung der Gesamtalkaloide des Opiums mit Glyzerinphosphorsäure."), Holopon (Byk-Gulden. Nur flüssig.), Laudopan (Temmler), Mecopon (Zyma. „Mekonsaure Gesamtalkaloide."), Minopon (Michalowsky), Nealpon (Curta), Pantolaudan (Tosse. „Gesamtalkaloide."), Pavon (Ciba. Gesamtalkaloide des Opiums „in natürlicher Bindung", aber nur 23 p. c. Morphin.).

In der Verschreibungsverordnung finden sich mehrfach die Worte „Opium oder die entsprechende Menge einer Opiumzubereitung". Da nach § 8 der Verordnung Opium in Substanz nicht verschrieben und nach § 21 Abs. 4 auch nicht abgegeben werden darf, muß der Inhalt einer opiumhaltigen Arznei stets von einer Opiumzubereitung gebildet werden. Mit der besonderen Hervorhebung der „entsprechenden Menge einer Opiumzubereitung" hat die Verordnung somit weniger mechanische Mischungen des Opiums, wie z. B. Pulvis Ipecacuanhae opiatus, gemeint, deren Erfassung selbstverständlich ist, als die durch Auszug von Opium hergestellten galenischen Präparate, also das Extrakt, die einfache, safranhaltige und die benzoesäurehaltige Opiumtinktur, wie das auch in der Begründung zu § 9 angegeben ist.

Es sei hier weiter darauf hingewiesen, daß nachstehende narkotische Arzneimittel, die in einzelnen außerdeutschen Ländern der Opiumgesetzgebung bereits unterstellt sind, in Deutschland von ihr noch nicht betroffen werden: Apomorphin, Benzoylecgonin, Dionin, Hydrokodeinon, Kodein, Methylecgonin, Narcein, Papaverin, Paracodin, Peronin. Das in anderen Staaten mehrfach einbezogene Benzoylmorphin fällt auch in Deutschland als Morphinester unter die Opiumgesetzgebung, Arzneien mit diesem Betäubungsmittel dürfen nach § 7 der neuen Verordnung in Deutschland nicht verschrieben und nicht abgegeben werden. Außerhalb der Opiumgesetzgebung stehen ferner die verschiedenen Kokainersatzmittel, wie Alypin, Anästhesin, Eukain, Novocain, Percain, Psicain, Tropakokain, Tutokain u. a. Während das Betäubungsmittelgesetz und die meisten Ausführungsverordnungen nur von Betäubungsmitteln sprechen, und unter diesem Begriff nach dem Gesetz Stoffe und Zubereitungen zu verstehen sind, kennt die neue Verordnung nur den Begriff „Betäubungsmittel enthaltende A r z n e i e n". Da, wie eben betont wurde, Betäubungsmittel Stoffe und Zubereitungen sind, müssen zum Verständnis der Rechtsverhältnisse die drei Begriffe Stoffe, Zubereitungen und Arzneien scharf auseinandergehalten werden. Was als Stoffe und Zubereitungen im Sinne des Opiumgesetzes anzusehen ist, sagt dieses in § 1 mit folgenden Worten:

„§ 1. (1) S t o f f e im Sinne dieses Gesetzes sind Rohopium, Opium für medizinische Zwecke, Morphin, Diazetylmorphin (Heroin), Kokablätter, Rohkokain, Kokain, Ecgonin, Indischer Hanf sowie alle Salze des Morphins, Diazetylmorphins (Heroins), Kokains und Ecgonins.

(3) Z u b e r e i t u n g e n im Sinne dieses Gesetzes sind alle Zubereitungen, die Morphin oder Kokain oder deren Salze enthalten, sofern der Gehalt der Zubereitung, berechnet auf Morphin, mehr als 0,2 p. c., berechnet auf Kokain, mehr als 0,1 p. c. beträgt, ferner alle Zubereitungen, die Diazetylmorphin (Heroin) oder Ecgonin oder deren Salze enthalten, ferner Indisch-Hanfextrakt und Indisch-Hanftinktur, ferner alle Zubereitungen der Stoffe, die nach Abs. 2 den im Abs. 1 genannten Stoffen gleichgestellt werden."

Gleichgestellt den in § 1 Abs. 1 genannten Stoffen sind durch Verordnungen vom 19. Dezember 1929 und 24. März 1931 die folgenden: Acedicon, Dicodid, Dilaudid, Eukodal, Paramorfan, die Ester des Morphins sowie die Salze dieser Stoffe.

Zubereitungen im Sinne der Verschreibungsverordnung sind, nachdem diese in § 2 bei Morphin- und Kokainzubereitungen die Grenzen von 0,2 bzw. 0,1 p. c. beseitigt hat, alle Zubereitungen, d. h. alle m e c h a n i s c h e n V e r a r b e i t u n g e n eines unter die Verordnung fallenden Stoffes.

Für den Begriff A r z n e i e n kann die im neuen Entwurf eines Arzneimittelgesetzes vorgesehene Definition herangezogen werden. Danach sind Arzneien „zur Abgabe an den Verbraucher hergerichtete Arzneimittel". Arzneimittel wiederum sind Stoffe oder Zubereitungen. D. h. also Arznei ist Arzneistoff oder Arzneizubereitung p l u s A r z n e i b e h ä l t n i s. Der Inhalt eines Arzneibehältnisses ist somit im Sinne auch der Opiumgesetzgebung nicht Arznei, sondern arzneilicher Stoff oder Zubereitung. Da nach der neuen Verordnung das Verschreiben von Betäubungsmitteln in Substanz verboten ist, werden die künftig verschriebenen und in Apotheken verabfolgten, unter die Verordnung fallenden Arzneien stets „Zubereitungen" enthalten. Da aber dadurch das Betäubungsmittel auch in der Arznei m i t enthalten ist, ist der Ausdruck „Betäubungsmittel enthaltende Arzneien" berechtigt. Nicht korrekt ist dagegen die Formulierung der Verordnung in § 2, wo ihre Bestimmungen ausgedehnt werden auf

„Arzneien, die nicht mehr als 0,2 p. c. Morphin oder 0,1 p. c. Kokain enthalten". Hier hätte es richtig und in Analogie der Ausdrucksweise des Opiumgesetzes (§ 1 Abs. 3) „Zubereitungen", statt „Arzneien" heißen müssen. Denn die Prozentangabe bezieht sich naturgemäß nur auf den Gehalt der in der Arznei enthaltenen Zubereitung an Morphin bzw. Kokain, nicht auf den der gesamten Arznei (d. h. Gefäß plus Inhalt). Die gleiche Anomalie findet sich in den Paragraphen 8 Abs. 2, 13 Abs. 1 und 21 Abs. 4, wo stets von dem Prozentgehalt der „Arznei" an bestimmten Betäubungsmitteln die Rede ist, während in Wirklichkeit der Prozentgehalt der in der Arznei enthaltenen „Zubereitung" an dem Betäubungsmittel gemeint ist.

III. Das Opiumgesetz vom 10. Dezember 1929.

Zum Verständnis der Verschreibungsverordnung wird es nötig sein, sich die grundlegenden Bestimmungen des Betäubungsmittelgesetzes ins Gedächtnis zurückzurufen. Dieselben sind folgende:

„§ 3. (1) Die Einfuhr und Ausfuhr der Stoffe und Zubereitungen, ihre Gewinnung, ihre gewerbsmäßige Herstellung und Verarbeitung, der Handel mit ihnen, ihr Erwerb, ihre Abgabe und Veräußerung sowie jeder sonstige gleichartige Verkehr mit ihnen ist nur Personen gestattet, denen hierzu die E r l a u b n i s erteilt worden ist. Über den Antrag auf Erteilung der Erlaubnis entscheidet die Landeszentralbehörde im Einvernehmen mit dem Reichsminister des Innern.

(4) K e i n e r Erlaubnis nach Abs. 1 bedürfen die A p o t h e k e n für den Erwerb der Stoffe und Zubereitungen, für ihre Verarbeitung sowie für ihre Abgabe auf Grund ärztlicher, zahnärztlicher oder tierärztlicher Verschreibung, die behördlich genehmigten ärztlichen Hausapotheken für die Verarbeitung und Abgabe der Stoffe und Zubereitungen, die behördlich genehmigten tierärztlichen Hausapotheken für den Erwerb, die Verarbeitung und Abgabe der Stoffe und Zubereitungen. Einer Erlaubnis bedarf ferner nicht, wer die Stoffe und Zubereitungen aus den Apotheken auf Grund ärztlicher, zahnärztlicher oder tierärztlicher Verschreibung oder aus behördlich genehmigten ärztlichen oder tierärztlichen Hausapotheken oder von Tierärzten, die eine Erlaubnis zur Abgabe nach Abs. 1 erhalten haben, erwirbt."

Bemerkenswert ist hierbei, daß die Befreiung von der Erlaubnis bei j e d e r Abgabe auf Grund ärztlicher, zahnärztlicher oder tierärztlicher Verschreibung in den Apotheken ohne weiteres eintritt, und daß der in dem früheren Gesetz an dieser Stelle gemachte Vorbehalt, daß ohne Erlaubnis eine Verabfolgung „nur als Heilmittel" zulässig sei, in dem neuen Gesetz in Fortfall gekommen ist.

Im ganzen bedürfen einer Erlaubnis nicht:
1. die Apotheken für den Erwerb der Stoffe und Zubereitungen, für ihre Verarbeitung sowie für ihre Abgabe auf Grund ärztlicher, zahnärztlicher oder tierärztlicher Verschreibung;
2. die behördlich genehmigten ärztlichen Hausapotheken für die Verarbeitung und Abgabe der Stoffe und Zubereitungen;
3. die behördlich genehmigten tierärztlichen Hausapotheken für den Erwerb, die Verarbeitung und Abgabe der Stoffe und Zubereitungen;

4. der Erwerb der Stoffe und Zubereitungen aus den Apotheken auf Grund ärztlicher, zahnärztlicher oder tierärztlicher Verschreibung oder aus behördlich genehmigten ärztlichen oder tierärztlichen Hausapotheken oder von Tierärzten, die eine Erlaubnis zur Abgabe erhalten haben.

Auffallend ist in § 3 Abs. 4 des Gesetzes die unterschiedliche Behandlung der ärztlichen und tierärztlichen Hausapotheken. Danach bedürfen einer Erlaubnis nicht die ä r z t l i c h e n Hausapotheken „für die Abgabe der Stoffe und Zubereitungen", die t i e r ä r z t l i c h e n Hausapotheken dagegen nicht „für den Erwerb, die Verarbeitung und Abgabe der Stoffe und Zubereitungen". Somit sind die tierärztlichen Hausapotheken gegenüber den ärztlichen insofern günstiger gestellt, als sie für den Erwerb einer Erlaubnis nicht bedürfen, die die ärztlichen Hausapotheken haben müssen. Diese zunächst etwas eigenartig erscheinende Differenzierung erklärt sich aus der Tatsache, daß die ärztlichen Hausapotheken in Preußen und den meisten sonstigen Ländern ihre Arzneien aus Apotheken entnehmen müssen. Der Arzneibezug aus Apotheken auf Grund eines ärztlichen Rezeptes ist aber erlaubnisfrei. Die tierärztlichen Hausapotheken — als solche gelten die Dispensierstellen der preußischen Tierärzte nicht — sind jedoch in einzelnen Ländern, so z. B. Bayern, nicht zum Arzneibezuge aus Apotheken verpflichtet, sondern können auch vom Großhandel direkt beziehen. Mit Rücksicht hierauf hat sie das Gesetz von der Erlaubnispflicht ausgenommen. Ein äußerst weitgehendes Entgegenkommen gegen die Besonderheiten der einzelstaatlichen Gesetzgebung. Es wäre doch wohl keine zu große Zumutung gewesen, wenn man den Besitzern der betreffenden tierärztlichen Hausapotheken die Wahl gelassen hätte, entweder den doch nur einmal auszustellenden und für alle Fälle gültigen Erlaubnisschein, dessen auch die selbstdispensierenden preußischen Tierärzte bedürfen, zu beantragen oder, wie es die ärztlichen Hausapotheker müssen, ihre Arzneimittel erlaubnisfrei auf Grund von Rezepten aus Apotheken zu beziehen.

Die Bezugsscheinpflicht ist durch folgenden § 4 des Betäubungsmittelgesetzes geregelt:

„§ 4. (1) Der Erwerb sowie die Veräußerung und Abgabe der Stoffe und Zubereitungen ist nur auf Grund eines auf den Namen des Erwerbers lautenden, für jeden einzelnen Fall des Erwerbes sowie der Veräußerung und Abgabe ausgestellten B e z u g - s c h e i n s zulässig. Der Bezugschein ist bei der der Aufsicht des Reichsgesundheitsamts unterstehenden Opiumstelle zu beantragen. Ein Bezugschein ist nicht erforderlich für die Abgabe auf Grund ärztlicher, zahnärztlicher oder tierärztlicher Verschreibung in den Apotheken sowie für die Abgabe in den behördlich genehmigten ärztlichen oder tierärztlichen Hausapotheken oder durch Tierärzte, die eine Erlaubnis zur Abgabe nach § 3 erhalten haben. Ein Bezugschein ist ferner nicht erforderlich für den Erwerb der Stoffe und Zubereitungen aus den Apotheken auf Grund ärztlicher, zahnärztlicher oder tierärztlicher Verschreibung oder aus den behördlich genehmigten ärztlichen oder tierärztlichen Hausapotheken oder von Tierärzten, die eine Erlaubnis zur Abgabe nach § 3 erhalten haben."

Nach einem weiteren Absatz dieses Paragraphen kann die Reichsregierung bestimmen, daß der Verkehr mit gewissen Zubereitungen auf andere Weise als durch den Bezugschein überwacht wird. Bisher gelten in dieser Beziehung folgende Vergünstigungen:

a. Ohne Bezugschein dürfen laut Verordnung vom 1. Juli 1924*) abgegeben werden:

1. Pulvis Ipecacuanhae opiatus — D. A. B. V. — (Pulvis Doveri P. I) Doversches Pulver (auch in Tablettenform).
2. Emplastrum Opii — Opiumpflaster, mit einem Opiumgehalt von höchstens 5 p. c.
3. Pilulae bechicae Heimii (Form. mag. berol.) mit einem Opiumgehalt von höchstens rund 6 p. c.
4. Pilulae contra tussim (Form. mag. berol.) mit einem Morphinsalzgehalt von höchstens rund 1,5 p. c.
5. Pilulae Hydrargyri jodati (Form. mag. berol.) mit einem Opiumgehalt von höchstens rund 8,5 p. c.
6. Kokain-Atropin-Tabletten mit einem Gehalt von höchstens 0,0003 g Kokainsalz und mindestens 0,0003 g Atropinsalz.
7. Nerv-Ätzpasten, die neben Kokain- oder Morphinsalzen oder beiden mindestens 25 p. c. arsenige Säure enthalten, sofern sie mit einer zur Pastenkonsistenz erforderlichen Menge Kreosot oder Phenol hergestellt worden sind**).

b. Ohne Bezugschein, jedoch nur an Personen oder Firmen, die im Besitze einer Erlaubnis sind, sowie an Apotheken und tierärztliche Hausapotheken dürfen laut Verordnung vom 20. Dezember 1929 abgegeben werden:

Dicodidtabletten mit Brechwurzelzusatz,
Cardiazol-Dicodid-Tropfen,
Dilaudid-Scopolamin-Ampullen,
Eukodaltabletten mit Brechwurzelzusatz,
Scopolamin-Eukodal-Ephetonin-Ampullen,
Compretten Acidum acetylo-salicylicum cum Eukodal.

Beim Bezug aller anderen unter das Betäubungsmittelgesetz fallenden Betäubungsmittel ist der Bezugschein unerläßlich. Gegenüber gewissen hier eingerissenen laxeren Gepflogenheiten hat der Präsident des Reichsgesundheitsamts im Juli 1930 darauf hingewiesen, daß Großhändler sich eines Verstoßes gegen das Gesetz schuldig machen, wenn sie Betäubungsmittel schon lediglich auf die Vorlegung eines Bezugschein a n t r a g e s durch die betreffende

---

*) Nach dem Wortlaut der Verordnung sind zwar die dort genannten sieben Zubereitungen von der Bezugschein- und Erlaubnispflicht ausgenommen, wofür in § 3 Abs. 2 des alten Gesetzes die erforderliche Grundlage gegeben war. Das neue Opiumgesetz sieht jedoch in § 4 Abs. 4 nur die Möglichkeit vor, von der Bezugscheinpflicht abzuweichen. Für eine Befreiung von der Erlaubnispflicht durch Ausführungsverordnung bietet das neue Opiumgesetz keinen Raum. Es ist daher anzunehmen, daß die frühere Ausführungsverordnung vom 1. Juli 1924 nur noch soweit gilt, als sie eine Befreiung von der Bezugscheinpflicht verfügt, nicht aber hinsichtlich der Befreiung von der Erlaubnispflicht.

**) Ein Kokaingehalt ist bei den Ätzpasten nach dem Inkrafttreten der Verschreibungsverordnung (1. April 1931) überhaupt nicht mehr zulässig, ein Morphingehalt nur bis 15 p. c.

Apotheke abgeben. Vor Erhalt des Bezugscheines selbst darf der Großhändler Betäubungsmittel nicht liefern. Durch eine Verordnung des Reichsministers des Innern vom 10. Dezember 1930 ist eine Gebühr von 25 Rpf. für jeden nicht telegraphisch beantragten Bezugschein eingeführt und die Form, in der der Antrag erfolgen muß, auf das allergenaueste vorgeschrieben. Auch muß der Erwerber, wie eine Bekanntmachung des Präsidenten des Reichsgesundheitsamtes vom 6. August 1925 besagt, den Bezugscheinantrag bei der Opiumstelle des Reichsgesundheitsamtes unter Angabe der verlangten Menge und des vorhandenen Bestandes selbst stellen, darf aber nicht etwa der Lieferfirma oder deren Reisenden zu diesem Zwecke ein Blankoformular übergeben.

Die Grundlage der neuen Verschreibungsverordnung bildet hinsichtlich der Lagerbuchführung § 5 Abs. 2, im übrigen vornehmlich § 8 des Betäubungsmittelgesetzes. Danach können durch eine Verordnung der Reichsregierung „über das V e r s c h r e i b e n der Stoffe und Zubereitungen durch Ärzte, Zahnärzte oder Tierärzte und über die A b g a b e in den Apotheken, den behördlich genehmigten ärztlichen und tierärztlichen Hausapotheken sowie durch Tierärzte, die eine Erlaubnis hierzu nach § 3 erhalten haben, einschränkende Bestimmungen erlassen werden". Diese Bestimmungen (d. h. über Verschreibung und Abgabe) können sich auch auf Zubereitungen erstrecken, die dem Opiumgesetz nicht unterstehen.

Im übrigen sind aus dem Gesetz für unser Thema noch hervorzuheben das in § 2 niedergelegte weitgehende Aufsichtsrecht des Reichsgesundheitsamts über den Verkehr mit Betäubungsmitteln, wobei indessen die den Landesregierungen zustehenden gesundheitspolizeilichen Befugnisse, also auch die Rechte der Medizinalbehörden, unberührt bleiben, sowie die unter den Strafvorschriften enthaltene Bestimmung, daß das Gesetz auch anzuwenden ist, wenn Stoffe oder Zubereitungen als Betäubungsmittel in den Verkehr gebracht werden, ohne es zu sein.

IV. Die Verordnung vom 19. Dezember 1930.

Die Verordnung über das Verschreiben Betäubungsmittel enthaltender Arzneien und ihre Abgabe in den Apotheken vom 19. Dezember 1930, deren Reichweite in bezug auf die ihr unterstellten Mittel bereits dargelegt wurde, regelt dreierlei: a. das Verschreiben Betäubungsmittel enthaltender Arzneien, soweit es zum Bezuge derselben aus öffentlichen Apotheken geschieht, b. die Abgabe solcher Arzneien in den öffentlichen Apotheken, den ärztlichen und tierärztlichen Hausapotheken sowie durch Tierärzte, die eine diesbezügliche Erlaubnis besitzen, c. die Buchführung über die Abgabe in den öffentlichen Apotheken, den ärztlichen und tierärztlichen Hausapotheken sowie durch Tierärzte, die eine diesbezügliche Erlaubnis besitzen. Nicht berührt von der Verordnung werden somit das Verschreiben der Arzneien aus nicht öffentlichen (Krankenhaus-) Apotheken sowie die Abgabe und Buchführung in solchen Apotheken.

A. Verschreibung.

Der die Verschreibung behandelnde Abschnitt der Verordnung wendet sich naturgemäß in erster Linie an den Arzt, Zahnarzt oder Tierarzt. Ein Teil der dabei diesen Medizinalpersonen auferlegten Beschränkungen gilt jedoch auch für die Abgabe durch Apotheker, muß also auch von letzteren beachtet werden. Um die Bestimmungen beider Art auch äußerlich kenntlich zu machen, sind im folgenden diejenigen Absätze, die nur für Ärzte, Zahnärzte oder Tierärzte verbindlich sind, zwischen Klammern ([...]) gestellt. **Für den Apotheker haben somit nur die nicht in dieser Weise eingeklammerten Teile dieses Kapitels rechtliche Bedeutung.** Hinsichtlich des Rechts zum Verschreiben Betäubungsmittel enthaltender Arzneien ergeben sich die folgenden Fragen:

1. **Wer darf betäubungsmittelhaltige Arzneien verschreiben und für wen?** Verschreiben darf nur der Arzt, Zahnarzt oder Tierarzt, und die Verschreibung darf erfolgen a. für einen Kranken bzw. ein Tier, b. für den Praxisbedarf, c. für öffentliche und gemeinnützige Krankenhäuser, d. für Universitätskliniken und gleichgestellte Anstalten, e. für Hausapotheken, f. für Kauffahrteischiffe. Die diesbezüglichen Berechtigungen sind im einzelnen in dreifacher Hinsicht differenziert, und zwar: nach dem Aussteller der Verschreibung (Arzt, Zahnarzt, Tierarzt), ihrem Gegenstand (dem Betäubungsmittel) und ihrem Bestimmungszweck (Patient, Praxisbedarf, Krankenhaus usw.). Zu beachten ist, daß der Tierarzt nur für Tiere betäubungsmittelhaltige Arzneien verschreiben darf, und daß für diesen Zweck wiederum der Arzt und Zahnarzt nicht zuständig sind.

[Die Einzelheiten des Verschreibungsrechts gibt die Verordnung in den Paragraphen 9, 10, 13, 14, 16 und 17 und später zusammengefaßt in § 21 an. Leider macht sie sich hierbei einer Unstimmigkeit schuldig. Während die Verordnung in den diesbezüglichen Bestimmungen sonst im allgemeinen eindeutig sagt, der Arzt, der Zahnarzt, der Tierarzt darf für diese oder jene Empfängergruppe Betäubungsmittel enthaltende Arzneien verschreiben, bedient sie sich in zwei Fällen, in § 16 hinsichtlich des Kokains und in § 9 Abs. 4 hinsichtlich der übrigen Betäubungsmittel, des Passivums, indem sie sagt, daß außer für einen Kranken und für den Praxisbedarf die entsprechenden Arzneien auch für den allgemeinen Bedarf der öffentlichen und gemeinnützigen Krankenhäuser, der Universitätskliniken und der ihnen gleichgestellten Anstalten, der ärztlichen Hausapotheken (dies jedoch nicht bei Kokain) und für die Ausrüstung der Kauffarteischiffe verschrieben werden dürfen. Wer für diese Zwecke verschreiben darf, sagt die Verordnung nicht. Infolgedessen muß man annehmen, daß für den Bedarf der genannten Krankenhäuser, der Universitätskliniken usw. und der Kauffahrteischiffe für zahnärztliche Zwecke gegebenenfalls auch der Zahnarzt betäubungsmittelhaltige Arzneien verschreiben darf. Denn ebenso, wie es zahnärztliche Universitätskliniken gibt, die von der Verordnung später selbst berücksichtigt werden, haben auch große Krankenhäuser eigene zahnärztliche Abteilungen die unter Leitung von

Zahnärzten stehen. Es wäre doch eine ganz ungewöhnliche Maßnahme, wenn den Betäubungsmittelbedarf dieser Abteilungen nur irgend ein Arzt, nicht aber der leitende Zahnarzt sollte verschreiben dürfen.

Mit dieser Auffassung setzt sich die Verordnung jedoch in § 21 bei den Bestimmungen über die Abgabe Betäubungsmittel enthaltender Arzneien in Widerspruch. In diesem Abschnitt sind für die **Abgabe** Bedingungen aufgestellt, die mit vorstehenden Grundsätzen über die **Verschreibung** nicht im Einklang stehen. Hier sind nämlich für die Verschreibung durch den **Zahnarzt** von den drei Gruppen Krankenhäuser, Universitätskliniken, Kauffahrteischiffe nur die zahnärztlichen Universitätskliniken nebst den ihnen gleichgestellten Anstalten zugelassen. Daraus ergibt sich folgendes:

Nach §§ 9 und 16 der Verordnung darf der Zahnarzt Betäubungsmittel enthaltende Arzneien auch für den allgemeinen zahnärztlichen Bedarf der öffentlichen und der gemeinnützigen Krankenhäuser sowie für die Ausrüstung der Kauffahrteischiffe verschreiben. Nach § 21 dürfen derartige Verschreibungen von den öffentlichen Apotheken nicht „beliefert" werden. Da ein Verschreibungsrecht, auf Grund dessen eine Arzneiabgabe nicht erfolgen darf, praktisch wertlos ist, wird für die Praxis nur die beschränktere Berechtigung in Betracht kommen, die die Verordnung in § 21 vorgesehen hat.]

Danach dürfen verschreiben:

1. Arzneien, die Kokain enthalten,

a. der Arzt nur für Kranke, für den Bedarf in seiner Praxis, für den allgemeinen Bedarf der öffentlichen und der gemeinnützigen Krankenhäuser, der Universitätskliniken und der den letztgenannten gleichgestellten Anstalten sowie für die Ausrüstung der Kauffahrteischiffe.

b. der Zahnarzt nur für den Bedarf in seiner Praxis sowie für den allgemeinen Bedarf der zahnärztlichen Universitätskliniken und der diesen gleichgestellten Anstalten,

c. der Tierarzt nur für den Bedarf in seiner Praxis und für den allgemeinen Bedarf der tierärztlichen Universitätskliniken und der diesen gleichgestellten Anstalten.

(Für ärztliche und tierärztliche Hausapotheken darf Kokain somit nur als Praxisbedarf in Form kokainhaltiger Arzneien verschrieben werden.)

2. Arzneien, die die übrigen zugelassenen Betäubungsmittel enthalten.

a. der Arzt nur für Kranke, für den Bedarf in seiner Praxis, für den allgemeinen Bedarf der öffentlichen und der gemeinnützigen Krankenhäuser, der Universitätskliniken und der den letztgenannten gleichgestellten Anstalten sowie für den Bedarf einer behördlich genehmigten ärztlichen Hausapotheke und für die Ausrüstung der Kauffahrteischiffe,

b. der Zahnarzt nur für Kranke sowie für den allgemeinen Bedarf der zahnärztlichen Universitätskliniken und der diesen gleichgestellten Anstalten,

c. der Tierarzt nur für Tiere, für den Bedarf in seiner

Praxis, für den allgemeinen Bedarf der tierärztlichen Universitätskliniken und der diesen gleichgestellten Anstalten sowie für den Bedarf einer behördlich genehmigten tierärztlichen Hausapotheke.

Über den Begriff der öffentlichen und gemeinnützigen Krankenhäuser sagt die Begründung, daß er enger auszulegen ist als der der öffentlichen und gemeinnützigen Krankenanstalten in § 30 der Gewerbeordnung. Hier liegt wohl ein Irrtum der Begründung vor. Denn § 30 der Gew.O. bezieht sich nicht auf „öffentliche und gemeinnützige Krankenanstalten", sondern vielmehr auf die im Gegensatz zu diesen konzessionspflichtigen „P r i v a t - Kranken-, P r i v a t - Entbindungs- und P r i v a t - Irrenanstalten".

Als Krankenhäuser im Sinne der Verordnung sind n i c h t Ambulatorien, Erholungsheime u. dgl. anzusehen, dagegen Siechenhäuser mit hauptamtlicher ärztlicher Leitung und Krankenabteilung. Bei Lieferungen für den allgemeinen Bedarf öffentlicher oder gemeinnütziger Krankenhäuser ist es unerheblich, ob die Verschreibung für das ganze Krankenhaus oder für eine Abteilung desselben, z. B. eine Poliklinik, erfolgt ist. Die Kliniken der medizinischen Akademien usw. sollen denen der Universitäten gleichgestellt sein.

Für den allgemeinen Bedarf privater Krankenanstalten, Entziehungsanstalten u. dgl. darf der Arzt Betäubungsmittel überhaupt nicht verschreiben. Er ist in diesen Fällen darauf angewiesen, entweder Verschreibungen für seinen Praxisbedarf auszustellen oder, falls diese Mengen nicht genügen, die Betäubungsmittel für den einzelnen Insassen der Anstalt zu verschreiben.

2. Welche Betäubungsmittel dürfen verschrieben werden und unter welchen sachlichen Bedingungen? In diesem Punkte wächst sich die Differenzierungskunst der Verordnung zu höchster Vollendung aus: Es werden drei Gruppen von Arzneien unterschieden und ganz verschieden behandelt, nämlich:

Erste Gruppe: Arzneien, die Opium, Morphin, Heroin, Dicodid, Dilaudid, Eukodal, Paramorfan, Acedicon, sämtlich einschließlich der Salze, ferner Narcophin, Laudanon, Pantopon oder dem Laudanon oder Pantopon ähnliche Zubereitungen enthalten (sog. Opiate).

Zweite Gruppe: Arzneien, die Kokain oder seine Salze enthalten.

Dritte Gruppe: Arzneien, die Kokablätter oder Zubereitungen von Kokablättern oder Ecgonin oder einen Ester des Morphins, ausgenommen Diazetylmorphin (Heroin) enthalten.

Am einfachsten ist die Regelung bei der dritten Gruppe. Derartige Arzneien dürfen überhaupt nicht verschrieben und auch nicht abgegeben werden.

[Für die beiden ersten Gruppen bestimmt die Verordnung in § 6 ganz allgemein, daß Betäubungsmittel enthaltende Arzneien von Ärzten, Zahnärzten oder Tierärzten nur dann verschrieben werden dürfen, „wenn die Anwendung des Betäubungsmittels ärztlich, zahnärztlich oder tierärztlich begründet ist". Diese Einschränkung, der die Erläuterung eine längere Betrachtung widmet, und die anscheinend als eine besonders wichtige Neuerung angesehen wird, besagt eigentlich nur etwas Selbstverständliches. Schließlich wird man doch bei jeder Verschreibung irgendeiner Arznei durch einen Arzt unterstellen müssen, daß die Anwendung des Mittels ärztlich begründet ist. Unter welchen Voraussetzungen im Einzelfalle die Begründung gegeben ist, hat aber, wie in den Motiven auch anerkannt wird, die ärztliche Wissenschaft und Praxis, nicht der Gesetzgeber festzustellen. Deshalb beschränkt sich die Begründung der Verordnung auch darauf, auf die allgemeinen Richtlinien zu verweisen, die der Deutsche Ärztetag im Jahre 1928 für die Anwendung von Betäubungsmitteln aufgestellt hat, nachdem ähnliche Leitsätze bereits vorher im Reichsgesundheitsamt ausgearbeitet worden waren. Natürlich können diese Richtlinien nur als unverbindliche Anhaltspunkte gelten, denen eine gesetzliche Bindung nicht innewohnt, zumal die wissenschaftliche Auffassung in stetem Fluß begriffen ist, und die Ansichten namhafter Kliniker, wie eine in diesen Tagen von medizinischer Seite veranstaltete Umfrage ergeben hat, in einzelnen Punkten tatsächlich auseinandergehen. Zudem hat die angeführte Einschränkung überhaupt nur bei Verschreibungen für Patienten einen Sinn. Denn nur hier kann der ordinierende Arzt beurteilen, ob Anlaß zur Anwendung des Betäubungsmittels gegeben ist. Bei Verschreibungen für den Praxisbedarf, für Krankenhäuser, Universitätskliniken, Hausapotheken und Kauffahrteischiffe kann der Verschreibende im Augenblicke der Verschreibung noch gar nicht wissen, in welchen Fällen das Betäubungsmittel später angewendet werden soll. Käme der genannten Bedingung die ihr beigelegte weittragende Bedeutung wirklich zu, dann wäre streng genommen für die zuletzt genannten Zwecke eine Verschreibung von Betäubungsmitteln überhaupt nicht zulässig.]

Für die beiden ersten Gruppen von Betäubungsmitteln gelten folgende allgemeinen Verbote. Es ist verboten

a. das Verschreiben von Arzneien, die mehr als ein Betäubungsmittel enthalten*),

b. das Verschreiben von Betäubungsmitteln in Substanz, ausgenommen Kokainaugentabletten. Die sog. Subkutantabletten gelten als dosierte Substanz.

Das Verschreibungsrecht des Arztes, Zahnarztes und Tierarztes richtet sich bei beiden zugelassenen Gruppen nach dem Prozentgehalt der Arzneizubereitung und nach dem absoluten Gehalt der Arznei an dem Betäubungsmittel. Bei der zweiten Gruppe (Kokain) kommen als weitere Momente in Betracht die Arzneiform und der Verwendungszweck.

Bei der ersten Gruppe (Opiate) bestehen folgende Beschränkungen hinsichtlich des Prozentgehalts. Es ist verboten

---

*) Nach einem Bescheid des Reichsinnenministeriums vom 19. März 1931, „sind das Opiumextrakt, die einfache, safranhaltige und benzoesäurehaltige Opiumtinktur, eine jede Zubereitung für sich, als Betäubungsmittel anzusehen. Verschreibungen von Mischungen von Tinctura Opii benzoica und Tinctura Opii simplex oder Morphinum hydrochloricum dürfen daher von den Apothekern nicht beliefert werden."

das Verschreiben von Arzneien, die mehr als 15 p. c. Morphin oder Heroin (und zwar Basen oder Salze) enthalten oder die in Tablettenform mehr als 30 p. c., in den übrigen Arzneiformen mehr als 15 p. c. Dicodid, Dilaudid, Eukodal, Paramortan, Acedicon (sämtlich Basen oder Salze), Narcophin, Laudanon, Pantopon oder einer dem Laudanon oder Pantopon ähnlichen Zubereitung enthalten. Diese Beschränkung gilt ganz allgemein, gleichviel, ob es sich um Verschreibungen für einen Patienten, für den Praxisbedarf oder um solche für Krankenhäuser, Universitätskliniken, Hausapotheken oder Kauffahrteischiffe handelt.

Des weiteren ist bei den genannten Mitteln das Verschreibungsrecht des Arztes, Zahnarztes oder Tierarztes, soweit es überhaupt besteht, für einen Patienten und den Praxisbedarf (jedoch n i c h t für Krankenhäuser, Kliniken, Hausapotheken, Kauffahrteischiffe) auf bestimmte H ö c h s t m e n g e n [pro Tag] beschränkt. Mit Ausnahme von Opium, Morphin und Eukodal sind sie für die drei Gruppen der Medizinalpersonen gleich. Bei den genannten drei Betäubungsmitteln sind dem Tierarzt höhere Dosen wie dem Arzt und Zahnarzt bewilligt. Im einzelnen betragen die [Tages]-Höchstmengen, die der Arzt für einen Kranken oder für den Praxisbedarf, der Zahnarzt nur für einen Kranken, der Tierarzt für ein Tier oder für den Praxisbedarf verschreiben darf, bei

	Arzt und Zahnarzt g	Tierarzt g
Acedicon	0,2	0,2
Dicodid	0,2	0,2
Dilaudid	0,03	0,03
Eukodal	0,2	0,3
Heroin	0,03	0,03
Laudanon und ähnliche Zubereitungen	0,4	0,4
Morphin	0,2	0,5
Narcophin	0,4	0,4
Opium	2,0	15,0
Opiumzubereitungen		
Extr. Opii	1,0	7,5
Pulvis Ipecac. opiat.	20,0	150,0
Tinct. Opii croc. et spl.	20,0	150,0
Tinct. Opii benz.	400,0	3000,0
Pantopon und ähnliche Zubereitungen	0,4	0,4
Paramorfan	0,2	0,2

Arzt und Tierarzt dürfen jedoch die für einen Kranken bzw. für ein Tier festgesetzten Höchstmengen von Opium und Morphin (jedoch nicht von den anderen Betäubungsmitteln) überschreiten, wenn sie in einem besonderen Morphinbuch die vorgeschriebenen Aufzeichnungen machen und auf der Verschreibung v o r der Namensunterschrift den eigenhändigen Vermerk „Eingetragene Verschreibung" mit Tinte oder Tintenstift anbringen. Damit soll dem höheren Opium- bzw. Morphinbedarf, der in besonderen Fällen sich ergeben kann, Rechnung getragen werden.
[Für den Arzt kompliziert sich allerdings die Situation dadurch,

daß er bei Verschreibung dieser höheren Mengen für einen Betäubungsmittelsüchtigen in seinem Morphinbuch noch eine ganze Reihe weiterer Fragen zu beantworten hat.

Sämtliche Medizinalpersonen dürfen für denselben Kranken oder für den Praxisbedarf an einem Tage nicht mehr als ein Betäubungsmittel der Gruppe I (Opiate) verschreiben. Dies gilt auch dann, wenn dieses Mittel weit unter der zugelassenen Höchstmenge verordnet ist. Sieht sich der Arzt oder Tierarzt genötigt, am gleichen Tage außer dem verschriebenen noch ein zweites Betäubungsmittel am Kranken bzw. dem Tier anzuwenden, so muß er auf seinen für die Praxis verordneten Vorrat zurückgreifen. Nur Kokain darf in besonderer Arznei neben einer ein Betäubungsmittel der Gruppe I enthaltenden Arznei verschrieben werden. Andererseits dürfen für den gleichen Patienten an einem Tage mehrere Arzneien mit demselben Betäubungsmittel verschrieben werden, sofern die verordnete Gesamtmenge des letzteren die genannte Tageshöchstgrenze nicht überschreitet. Der Arzt kann also beispielsweise für einen Kranken am gleichen Tage eine Lösung von 0,1 Morphin, fünf Suppositorien à 0,01 Morphin und außerdem noch eine Mixtur mit 0,05 Morphin verschreiben. Nur darf er nicht mehrere Opiate, sei es in einer, sei es in verschiedenen Arzneien, einem Kranken an einem Tage verordnen.

Bei den vorstehend behandelten Opiaten hängt das Verschreibungsrecht somit von fünf Einzelfragen ab. Nämlich 1. von wem darf verschrieben werden?, 2. für wen?, 3. welches Mittel?, 4. in welcher Stärke und 5. welche Höchstmenge?

Bei den Kokain und Kokainsalze enthaltenden Arzneien steigert sich die Schwierigkeit aber dadurch ins Gigantische, daß hier zu den genannten fünf Gesichtspunkten noch zwei weitere hinzutreten, die ebenfalls streng zu beachten sind, nämlich 6. die Arzneiform und 7. der Verwendungszweck. Kokainhaltige Arzneien dürfen selbst im vorgeschriebenen Prozentgehalt und in der zugelassenen Höchstmenge nur in bestimmten Arzneiformen und nur zu ganz bestimmten Zwecken verschrieben werden. Die diesbezüglichen Einzelbestimmungen lassen sich wie folgt zusammenfassen, wobei sich die ungeheure Verwicklung der Rechtslage ohne weiteres ergibt.

Kokainhaltige Arzneien dürfen verschreiben:

1. der Arzt

a. für Kranke zu deren eigenem Gebrauch zur Anwendung am Auge eine Lösung von nicht mehr als 2 p. c. Kokaingehalt mit Angabe des Verwendungszwecks in der Gebrauchsanweisung und mit dem Vermerk „Eingetragene Verschreibung". Zu anderen Zwecken eine Arznei mit einem Gehalt von nicht mehr als 1 p. c. Kokain und zugleich nicht weniger als 0,1 p. c. Atropinsulfat mit dem Vermerk „Eingetragene Verschreibung". In beiden Fällen an einem Tage nicht mehr als 0,1 g Kokain.

b. für den Bedarf in seiner Praxis, jedoch nur zu Eingriffen am Auge, am Kehlkopf, an der Nase und am Ohr, sowie zu chirurgischen Eingriffen am Rachen und Kiefer, und zwar zum Aufbringen auf das Auge oder die Schleimhäute der genannten Körperteile Lösungen mit einem Gehalt bis 10 p. c. Kokain, oder Augentabletten mit dem Vermerk „Eingetragene Verschreibung". Gesamtmenge für den Bedarf in der Praxis nicht mehr als 1 g Kokain pro Tag.

c. für öffentliche und gemeinnützige Krankenhäuser, Universitätskliniken und letzteren gleichgestellte Anstalten, sowie für die Ausrüstung der Kauffahrteischiffe Lösungen mit einem Gehalt bis 10 p. c. Kokain oder Augentabletten ohne Festsetzung einer Höchstmenge.

2. der Zahnarzt.

a. für den Bedarf in seiner Praxis, jedoch nur zu chirurgischen Eingriffen am Rachen und Kiefer, und nur wenn die Arznei zum Aufbringen auf die Schleimhäute der genannten Körperteile bestimmt ist, Lösungen mit einem Gehalt bis zu 10 p. c. Kokain mit dem Vermerk „Eingetragene Verschreibung", jedoch nicht mehr als 1 g Kokain an einem Tag.

b. für zahnärztliche Universitätskliniken und diesen gleichgestellte Anstalten Lösungen mit einem Gehalt bis 10 p. c. Kokain ohne Festsetzung einer Höchstmenge.

3. der Tierarzt.

a. für den Bedarf in seiner Praxis, jedoch nur zu Eingriffen am Huf, an den Klauen und am Auge Lösungen von nicht mehr als 10 p. c. Kokain oder Augentabletten mit dem Vermerk „Eingetragene Verschreibung", jedoch nicht mehr als 1 g Kokain an einem Tag.

b. für tierärztliche Universitätskliniken und diesen gleichgestellte Anstalten Lösungen mit einem Gehalt bis 10 p. c. Kokain oder Augentabletten ohne Festsetzung einer Höchstmenge.

Danach sind die Höchstmengen Kokainlösung, die für einen Kranken verschrieben werden dürfen, bei 1 p. c. Gehalt 10,0 g mit mindestens 0,01 g Atropinsulfat, bei 2 p. c. Gehalt 5,0 g; für Praxisbedarf, Krankenhäuser usw. bei 10 p. c. Gehalt 10,0 g. In allen Fällen, wo der Vermerk „Eingetragene Verschreibung" vorgesehen ist, sind die entsprechenden Eintragungen in das Kokainbuch vorzunehmen.

Durch die Einführung besonderer Verwendungszwecke, für die allein kokainhaltige Arzneien verordnet werden dürfen, hat die erwähnte Generalklausel der Verordnung in § 5, wonach die Arzneien nur dann verschrieben werden dürfen, wenn die Anwendung des Betäubungsmittels ärztlich, zahnärztlich oder tierärztlich begründet ist, beim Kokain eine außerordentlich starke weitere Verschärfung erfahren, indem hier der Gesetzgeber die ärztlich usw. begründeten Fälle selbst fixiert hat, wobei zu allem Überfluß für den Arzt und Zahnarzt noch die weitere einschränkende Bedingung getroffen ist, daß der beabsichtigte Zweck auf andere Weise nicht erreicht werden kann.

Man beachte ferner die feinen Unterscheidungen, die die Verordnung hier zwischen Eingriffen und chirurgischen Eingriffen getroffen hat. Kokain enthaltende Arzneien für den Praxisbedarf dürfen verordnet werden:

1. Vom Arzt:
 a. zu Eingriffen jeder Art (also chirurgischen, diagnostischen und sonstigen) am Auge, am Kehlkopf, an der Nase und am Ohr;
 b. zu chirurgischen Eingriffen am Rachen und Kiefer;
2. vom Zahnarzt: zu chirurgischen Eingriffen am Rachen und Kiefer.

In allen Fällen darf die Verschreibung jedoch nur erfolgen, wenn die Arznei zum Aufbringen auf das Auge oder auf die Schleimhäute der genannten Körperteile, also zur Schleimhautanästhesie, bestimmt ist. Zum Zwecke einer schmerzlosen Zahnextraktion darf der Zahnarzt somit eine Kokainlösung höchstens zum Aufbringen auf die Kieferschleimhaut, aber nicht zum Einspritzen in das Zahnfleisch verschreiben. Ebenso darf bei Nasenoperationen Kokain nur auf die Schleimhaut aufgebracht, nicht aber eingespritzt werden. Für letztere Verwendungsart müßte ein anderes Lokalanästhetikum benutzt werden.

Auffallend ist dann noch folgendes: Laut § 15 hat der Arzt ein Kokainbuch zu führen, worin er außer Aufzeichnungen über das Verschreiben kokainenthaltender Arzneien für einen Kranken oder die Praxis auch noch in allen Fällen bestimmte Angaben zu machen hat, in denen diese Arzneien „zu einem c h i r u r g i s c h e n Eingriff am Auge, am Kehlkopf, an der Nase und am Ohr, am Rachen oder am Kiefer verwendet" werden. Da, wie wir gesehen haben, der Arzt jedoch bei Auge, Kehlkopf, Nase und Ohr Kokain auch zu nicht chirurgischen Eingriffen verschreiben und verwenden darf, ist in diesen Fällen die V e r w e n d u n g im Kokainbuch nicht besonders zu vermerken.

Wer will sich durch diese Fülle von Einschränkungen und Bedingungen noch hindurchfinden? Aber ganz von dem Übermaß an Kompliziertheit abgesehen, müssen die Bestimmungen über Kokain auch in sachlicher Hinsicht befremden. Man wird es vollkommen verstehen können, daß die Verordnung die Verwendung des Kokains zu Suchtzwecken, die sie unter bestimmten Bedingungen bei Opium und Morphium zugelassen hat, völlig ausschließen will. Aber man ist doch erstaunt darüber, daß der Gesetzgeber hier nicht nur der individuellen ärztlichen Anschauung über die Anwendung von Kokain, sondern auch der medizinischen Forschung durch seine rigorosen Beschränkungen so weitgehende Fesseln aufzuerlegen gewagt hat. Zwar soll, wie es in der Begründung heißt, der innere Dienst der öffentlichen und gemeinnützigen Krankenanstalt — und gleiches muß wohl auch für Universitätskliniken usw. gelten — durch die Verordnung nicht berührt werden. Doch fährt die Begründung hierbei wie folgt fort: „Diese Einschränkung des Geltungsbereiches darf aber keinesfalls zu der Annahme führen, daß die Betäubungsmittel in diesen Anstalten unter anderen Voraussetzungen angewendet werden dürfen, als sie in dieser Verordnung aufgestellt werden. Es ist beabsichtigt, auf diesen Gesichtspunkt in einem besonderen Rundschreiben an die Landesregierungen hinzuweisen."

Also auch in Kliniken sollen die genannten Beschränkungen der Kokainverwendung innegehalten werden. Das könnte der Erfindung neuer Operationsmethoden, bei denen Kokain vielleicht doch nicht entbehrt werden kann, unter Umständen hinderlich sein.

Anderseits ergibt sich aber die Frage, wie die Verordnung gerade bei diesen einschneidenden Maßnahmen ihre Durchführung sicherstellen will. Für Krankenhäuser und Kliniken ist eine Buchführung überhaupt nicht vorgeschrieben, und bei den Ärzten, Zahnärzten und Tierärzten ist eine Kontrolle darüber, ob die Eintragungen in dem äußerst wißbegierigen Kokainbuch nicht nur in formaler Hinsicht richtig sind, sondern auch der tatsächlich vorgenommenen Anwendung entsprechen, wohl kaum möglich.

Bei den sog. „Eingetragenen Verschreibungen" ergibt sich noch eine allgemeine Schwierigkeit, wenn der Arzt sie nicht in seiner Sprechstunde, sondern in der Außenpraxis verschrieben hat, wobei er das vorgesehene Morphin- bzw. Kokainbuch wohl kaum zur Hand haben dürfte. In diesen Fällen wird es nötig sein, die Eintragungen nach Rückkehr in das Sprechzimmer nachzuholen und bis dahin vorläufige Aufzeichnungen der zu vermerkenden Angaben zu machen.]

3. **Wie müssen betäubungsmittelhaltige Arzneien verschrieben werden?** Das Verschreiben Betäubungsmittel enthaltender Arzneien, das bisher höchstens in den Vorschriften des Deutschen Arzneibuches über Maximaldosen eine gewisse, formale Einengung gefunden hat, wird nunmehr durch eine Reihe allgemeiner Anordnungen wesentlich beschränkt. Da sich diese Anordnungen an die verschreibenden Ärzte, Zahnärzte und Tierärzte direkt wenden, werden diese bei Nichtbefolgung der Vorschriften selbst strafbar. Allerdings dürften, wie später gezeigt werden wird, solche Zuwiderhandlungen nur zum Teil zur Kenntnis der Behörden bzw. der Gerichte kommen. Die f o r m a l e n Vorschriften der Verordnung sind:

I. V e r l a n g t wird, daß die Verschreibungen, soweit nicht der Name des Arztes, Zahnarztes oder Tierarztes, seine Berufsbezeichnung und Anschrift aufgedruckt oder aufgestempelt sind, mit Tinte oder Tintenstift geschrieben werden und folgende Angaben enthalten:

a. Name des Arztes, Zahnarztes oder Tierarztes, seine Berufsbezeichnung und seine Anschrift,

b. Tag des Ausstellens,

c. eine ausdrückliche Gebrauchsanweisung — bei Verschreibungen Kokain enthaltender Arzneien für einen Kranken zur Anwendung am Auge außerdem die Angabe dieses Verwendungszwecks —, bei Verschreibungen für Krankenhäuser usw., Praxisbedarf, Hausapotheken sowie Kauffahrteischiffe statt der Gebrauchsanweisung einen Hinweis auf den allgemeinen Verwendungszweck,

d. Name und Wohnung des Kranken, für den die Arznei bestimmt ist, bei tierärztlichen Verschreibungen Art des Tieres sowie Name und Wohnung des Tierhalters, bei Verschreibungen für Krankenhäuser usw., Praxisbedarf, Hausapotheken sowie Kauffahrteischiffe statt der vorstehenden Angaben einen Hinweis auf den allgemeinen Verwendungszweck,

e. eigenhändige, ungekürzte (und, wie man ergänzen müßte, leserliche) Namensunterschrift des Arztes, Zahnarztes oder Tierarztes,

f. in Fällen, wo dies in der Verordnung vorgeschrieben ist, v o r der Namensunterschrift den eigenhändigen Vermerk „Eingetragene Verschreibung".

II. V e r b o t e n ist das Vor- oder Zurückdatieren von Verschreibungen.

Einzelne dieser Forderungen bedürfen einer näheren Erläuterung:

Ad a. Unter Berufsbezeichnung des Arztes sind zu verstehen Angaben wie Arzt, praktischer Arzt, Zahnarzt, Tierarzt oder Spezialarzt für innere Krankheiten und dergl. „Dr. med." ist keine „Berufsbezeichnung". Unter Anschrift kann sowohl die Angabe der Örtlichkeit, wo der Arzt, Zahnarzt oder Tierarzt seine Praxis ausübt, als auch seine Wohnung verstanden werden. Daß die unter a genannten Angaben am Kopfe des Rezeptblattes stehen, ist nicht erforderlich. Der Vorschrift wird vollkommen genügt, wenn sie an irgendeiner Stelle des Rezeptblattes, und sei es auch hinter der Unterschrift des Arztes, angebracht werden.

Ad c. Hierzu sagt die Begründung:

„Durch die Forderung einer ‚ausdrücklichen Gebrauchsanweisung' sollen die zur Zeit so häufigen Vermerke allgemeiner Art wie ‚nach Bericht', ‚nach Vorschrift' ausgeschlossen werden. Dasselbe gilt für die Vermerke wie ‚zur subkutanen Injektion', aus denen weder die Häufigkeit noch die im Einzelfall zu verwendende Menge der Lösung zu ersehen ist."

Anderseits wurde aber unlängst von maßgeblicher Seite erklärt, daß die Verordnung mit Absicht nicht die Bedingung gestellt habe, die Gebrauchsanweisung müsse in jedem Falle die Einzelgabe und die Zeitfolge angeben, da dies nicht immer durchführbar sei. Eine ausdrückliche Gebrauchsanweisung wird durch die neue Bestimmung auch für die Verordnung betäubungsmittelhaltiger Spezialitäten vorgeschrieben, und der Apotheker wird genötigt sein, bei Abgabe solcher eine Abschrift der Gebrauchsanweisung mit zu verabfolgen.

Ad c und d. Als Muster für den Hinweis auf den allgemeinen Verwendungszweck bei nicht für einen Patienten bestimmten Verschreibungen werden in der Begründung die Wendungen genannt: „Für den Praxisbedarf" oder „für das Landkrankenhaus in X" oder „für meine Hausapotheke". Angaben wie „ad usum proprium" oder „ad usum medici" sind auf Verschreibungen über Betäubungsmittel künftig nicht mehr zulässig, weil sie keine hinlänglich klare Auskunft über den Zweck der Verschreibung und die Person oder den Kreis der Verbraucher geben. Beide Ausdrücke lassen die Auslegung zu, daß das Betäubungsmittel sowohl für die Person des Ausstellers als auch für seinen Praxisbedarf bestimmt ist. Gebraucht ein Arzt für sich selbst ein Betäubungsmittel, so hat er die Verschreibung ordnungsmäßig auf seinen eigenen Namen auszustellen und gegebenenfalls seinen Namen als den des Kranken in das Morphin- bzw. Kokainbuch einzutragen.

Ad e und f. Nur die beiden hier vorgesehenen Angaben (Namensunterschrift und Vermerk „Eingetragene Verschreibung") müssen vom Arzt etc. „eigenhändig" bewirkt werden. Der übrige

Teil des Rezeptes kann auch von einer anderen Person geschrieben werden.

Eine bestimmte äußere Form oder Größe der Verschreibungen ist nicht vorgesehen, ja nicht einmal die Verwendung besonderer Rezeptblätter. Es wäre an sich also zulässig, daß die Verschreibungen in einem Buche erfolgen. Da der Apotheker aber laut § 26 verpflichtet ist, die Verschreibungen zurückzubehalten, müßte er zu diesem Zwecke die betreffenden Blätter eines Rezeptbuches aus diesem herausnehmen. Praktisch dürfte daher das Verschreiben Betäubungsmittel enthaltender Arzneien auf einzelnen Rezeptblättern, die, wie es die Begründung als erwünscht bezeichnet, nicht noch weitere Arzneiverschreibungen enthalten, das Gegebene sein.

B. Abgabe.

Die Abgabe Betäubungsmittel enthaltender Arzneien ist grundsätzlich auf Apotheken beschränkt, weil alle diesbezüglichen Stoffe und Zubereitungen letztere als Heilmittel nach der Verordnung über den Verkehr mit Arzneimitteln vom 22. Oktober 1901 und ihren Ergänzungen dem Kleinhandel außerhalb der Apotheken entzogen sind.

1. Abgabe im Handverkauf.

In den Apotheken ist wiederum die Abgabe Betäubungsmittel enthaltender Arzneien, soweit sie unter die Verschreibungsverordnung fallen, im Handverkauf unter allen Umständen unzulässig. Das gilt auch für die bisher dem Handverkauf überlassenen Gemische mit nicht mehr als 10 p. c. einfacher oder safranhaltiger Opiumtinktur (Choleratropfen), für benzoesäurehaltige Opiumtinktur auch in Mischungen, für opium- bzw. opiumextrakthaltige Pflaster und Salben, sowie für homöopathische Verdünnungen jeder Potenz, die wenn auch nur Spuren eines Betäubungsmittels enthalten.

Mit der ursprünglich nicht beabsichtigten Ausschließung der Choleratropfen vom Handverkauf ist die Verordnung sogar päpstlicher geworden als der Papst, d. h. als das Internationale Opiumabkommen, das in Artikel 9 eine Ermächtigung der Apotheker vorsieht, auf ihre eigene Verantwortung in dringenden Fällen zu sofortigem Gebrauch Opiumtinktur, safranhaltige Opiumtinktur, Doversches Pulver bis zur Höchstmenge von 0,25 g Opium abzugeben, sofern darüber Buch geführt wird.

2. Abgabe gegen ärztliches, zahnärztliches oder tierärztliches Rezept.

Betäubungsmittel enthaltende Arzneien dürfen nur auf jedesmal erneute ärztliche, zahnärztliche oder tierärztliche Verschreibung verabfolgt werden, jedoch nicht in Teilmengen der verordneten Menge.

Zwecks Beurteilung der Zulässigkeit der Abgabe sind dabei folgende elf Fragen zu stellen: a. Ist das Rezept nicht etwa bereits einmal angefertigt und versehentlich dem Patienten wieder zurückgegeben worden? b. Von wem ist die Arznei verschrieben? c. Für wen? d. Welches Mittel? e. In welcher Stärke? f. Welche Gesamtmenge des Betäubungsmittels? g. Welche Arzneiform? h. Welche Einzel- und **Tagesdosis?** i. Von welchem Tage datiert das Rezept? k. Ist die Form des Rezeptes vorschriftsmäßig? l. Ist die Arznei nach auswärts zu versenden? Ziffer k betr. die Form des Rezeptes schließt dabei **zwölf** weitere Einzelfragen ein, so daß der Apotheker im ganzen 22 Punkte zu beachten hat.

Ad a. Da die Abgabe Betäubungsmittel enthaltender Arzneien nur **auf jedesmal erneute** ärztliche bzw. zahnärztliche oder tierärztliche **Anweisung** erfolgen darf, darf ein derartiges Rezept, das schon einmal angefertigt und versehentlich oder auf Grund bisheriger Bestimmungen dem Patienten zurückgegeben worden ist, ohne erneute ärztliche usw. Anweisung in keinem Falle wiederholt werden.

Ad b. Verschreiben darf nur der Arzt, Zahnarzt oder Tierarzt.

Ad c und d. Für wen auf Verschreibung einer dieser drei Medizinalpersonen Betäubungsmittel enthaltende Arzneien abgegeben werden dürfen, und welche Mittel, besagt die Verordnung mit erfreulicher Klarheit in § 21 Abs. 2, dessen Inhalt schon vorher mitgeteilt wurde. Hierbei ist zu beachten, daß die Kompetenz des Tierarztes auf Verschreibungen für Tiere beschränkt ist, für welches Gebiet wiederum der Arzt sowie der Zahnarzt Betäubungsmittel nicht verordnen dürfen. Ferner gilt hierbei noch die allgemeine Bestimmung, daß Arzneien, die mehr als ein Betäubungsmittel enthalten oder die Kokablätter oder Zubereitungen von Kokablättern oder Ecgonin oder einen Ester des Morphins, ausgenommen Heroin, enthalten, nicht abgegeben werden dürfen.

Ad e und f. Die Abgabe einer Arznei ist nur dann zulässig, wenn ihr auf den Arzneiinhalt berechneter **Prozentgehalt** an dem Betäubungsmittel und die **Gesamtmenge** des letzteren sich innerhalb der **Höchst**grenzen bewegen, soweit solche in dem Abschnitt über das Verschreiben festgesetzt sind. Abgabe in Substanz kommt somit, abgesehen von Kokain-Augentabletten, überhaupt nicht in Frage. Bei kokainhaltigen Arzneien, die vom Arzt für einen Kranken verschrieben sind, ist dabei für den Apotheker der Verwendungszweck insofern von Bedeutung, als zur Anwendung am Auge die Arznei den doppelten Prozentgehalt Kokain (2 p. c.) aufweisen darf, als zu anderen Zwecken. In letzterem Falle (Verwendung zu anderen Zwecken als am Auge) ist ferner darauf zu achten, daß die Arznei den vorgesehenen **Mindest**gehalt an Atropinsulfat (0,1 p. c.) aufweist. **All diese Gehaltsprüfungen beziehen sich stets nur auf die einzelne auf dem Rezeptblatt verschriebene Arznei. Was für den Arzt usw. bei Verschreibungen für Patienten oder Praxisbedarf als Tageshöchstmenge eines Betäubungsmittels gilt, ist für den Apotheker die Höchstmenge, die dieser pro Arznei verabfolgen darf. Der Apotheker hat nur die Betäubungsmittelmenge pro Arznei, nicht pro Tag zu prüfen.**

Der Apotheker darf also zweifellos innerhalb der zugelassenen Höchstmengen eine Betäubungsmittel enthaltende Arznei abgeben, auch wenn der Arzt am gleichen Tage schon einmal ein anderes Betäubungsmittel oder die zugelassene Höchstmenge desselben Betäubungsmittels für den gleichen Patienten verschrieben hatte und der Apotheker dies weiß. Ja, auch wenn zwei derartige Verschreibungen gleichzeitig vorgelegt werden sollten, stände der Belieferung nichts im Wege. Der Arzt verstößt zwar mit solcher Verschreibung gegen die Verordnung, nicht aber der Apotheker mit der Abgabe, da er nur den Gehalt der einzelnen Arznei an einem Betäubungsmittel, nicht aber die Häufigkeit der Verschreibung zu kontrollieren hat. Zweifelhaft wäre die Situation höchstens, wenn die beiden auf je ein anderes Betäubungsmittel lautenden Arzneien auf dem gleichen Rezeptblatt verordnet sind. Die Verschreibung einer kokainhaltigen Arznei neben einer solchen, die ein anderes Betäubungsmittel enthält, ist indessen nicht verboten.

Eine Höchstgrenze für den Gesamtgehalt einer Arznei an einem Betäubungsmittel ist nicht gezogen hinsichtlich Opium und Morphin bei eingetragenen ärztlichen oder tierärztlichen Verschreibungen, sowie bei Verschreibungen aller zugelassenen Betäubungsmittel für den allgemeinen Bedarf der öffentlichen und gemeinnützigen Krankenhäuser, der Universitätskliniken und diesen gleichgestellten Anstalten, der Hausapotheken und für die Ausrüstung der Kauffahrteischiffe.

Eine Schwierigkeit wird dem Apotheker bei Spezialitäten bisweilen die Frage bereiten, ob der Gehalt derselben an einem Betäubungsmittel in absoluter und prozentualer Hinsicht sich innerhalb der von der Verordnung gezogenen Grenzen bewegt. Zur Behebung dieser Schwierigkeiten ist die Verordnung über Ankündigung und Beschriftung von Betäubungsmittel enthaltenden Arzneien vom 14. April 1930 erlassen worden, die für den Großhandel seit 1. Oktober 1930 gilt und für Apotheken am 1. Juli 1931 Rechtskraft gewinnen wird. Die Verordnung schreibt vor, daß auf den Packungen von Spezialitäten die Menge des in der Arznei enthaltenen Betäubungsmittels und das Gesamtgewicht der in der Packung enthaltenen Arznei („Zubereitung" wäre hier der richtige Ausdruck gewesen) angegeben sein muß. Bei Arzneien in abgeteilter Form sind jedoch stattdessen nur anzugeben: die in der einzelnen Teilmenge der Arznei enthaltene Menge des Stoffes, sowie die Anzahl der in der Packung enthaltenen Teilmengen. Es fehlt somit die Verpflichtung zur Deklarierung des Gewichtes der Einzel-Teilmenge. Ein Aufdruck beispielsweise „10 Compretten zu je 0,01 g Morphinum hydrochlor." würde also der Verordnung entsprechen. Er macht es aber dem Apotheker unmöglich, aus der Angabe festzustellen, ob das Tablettengewicht auch wirklich so groß ist, daß jede Tablette nicht mehr als 15 p. c. Morphin enthält.

Ad g. Die A r z n e i f o r m spielt nur bei kokainhaltigen Arzneien eine Rolle. Abgegeben werden dürfen solche Arzneien nur dann, wenn auch die für das Verschreiben festgesetzten Bedingungen hinsichtlich der Arzneiform (Lösung oder Augentabletten) innegehalten sind.

Im ganzen sind die Bestimmungen über die **Abgabe kokainhaltiger Arzneien** folgende: Der Apotheker darf abgeben:

1. auf Verschreibung des **Arztes**

a. für Kranke zu deren eigenem Gebrauch zur Anwendung am Auge eine Lösung von nicht mehr als 2 p. c. Kokaingehalt mit Angabe des Verwendungszwecks in der Gebrauchsanweisung und mit dem Vermerk „Eingetragene Verschreibung". Zu anderen Zwecken eine Arznei mit einem Gehalt von nicht mehr als 1 p. c. Kokain und zugleich nicht weniger als 0,1 p. c. Atropinsulfat mit dem Vermerk „Eingetragene Verschreibung". In beiden Fällen nicht mehr als 0,1 g Kokain pro Arznei.

b. für den Bedarf in der Praxis Lösungen mit einem Gehalt bis 10 p. c. Kokain oder Augentabletten mit dem Vermerk „Eingetragene Verschreibung", jedoch nicht mehr als 1 g Kokain pro Arznei.

c. für öffentliche und gemeinnützige Krankenhäuser, Universitätskliniken und letzteren gleichgestellte Anstalten, sowie für die Ausrüstung der Kauffahrteischiffe Lösungen mit einem Gehalt bis 10 p. c. Kokain oder Augentabletten ohne Festsetzung einer Höchstmenge.

2. auf Verschreibung des **Zahnarztes**

a. für den Bedarf in der Praxis Lösungen mit einem Gehalt bis 10 p. c. Kokain mit dem Vermerk „Eingetragene Verschreibung", jedoch nicht mehr als 1 g Kokain pro Arznei.

b. für zahnärztliche Universitätskliniken und diesen gleichgestellte Anstalten Lösungen mit einem Gehalt bis 10 p. c. Kokain ohne Festsetzung einer Höchstmenge.

3. auf Verschreibung des **Tierarztes**

a. für den Bedarf in der Praxis Lösungen mit einem Gehalt bis 10 p. c. Kokain, oder Augentabletten mit dem Vermerk „Eingetragene Verschreibung", jedoch nicht mehr als 1 g Kokain pro Arznei.

b. für tierärztliche Universitätskliniken und diesen gleichgestellte Anstalten Lösungen mit einem Gehalt bis 10 p. c. Kokain oder Augentabletten ohne Festsetzung einer Höchstmenge.

Danach sind die Höchstmengen Kokainlösung, die für einen Kranken abgegeben werden dürfen, bei 1 p. c. Gehalt 10,0 g mit mindestens 0,01 g Atropinsulfat, bei 2 p. c. Gehalt 5,0 g; für Praxisbedarf, Krankenhäuser usw. bei 10 p. c. Gehalt 10,0 g.

Ad h. Auf die aus der Gebrauchsanweisung ersichtliche **Einzel- und Tagesdosis**, in denen ein Betäubungsmittel verschrieben ist, muß der Apotheker vor der Anfertigung Betäubungsmittel enthaltender Arzneien achten, um beurteilen zu können, ob die diesbezüglichen Maximaldosen des Arzneibuches überschritten sind. Diese Prüfung ist wichtig, weil die Höchstmengen an Betäubungsmitteln, die nach der neuen Verordnung auf ein einzelnes ärztliches Rezept für einen Kranken abgegeben werden dürfen, von den in der Maximaldosentabelle des Arzneibuches angeführten größten Tagesgaben erheblich abweichen, wie nachstehende Tabelle zeigt:

	Tages-Höchstgabe des D.A.-B.	Arznei-Höchstmenge der Opium-Verordnung
Eukodal	0,1	0,2
Extr. Opii	0,25	1,0
Heroin	0,015	0,03
Kokain	0,15	0,1
Laudanon (Opium concentratum)	0,1	0,4
Morphin	0,1	0,2
Narcophin	0,1	0,4
Opium	0,5	2,0
Pantopon (Opium concentratum)	0,1	0,4
Pulvis Ipecac. opiat.	5,0	20,0
Tinct. Opii croc. et spl.	5,0	20,0

Es ist bei Erscheinen der Verordnung bezweifelt worden, ob die Bestimmungen des Arzneibuches über Maximaldosen und die Formalitäten (Ausrufungszeichen und wörtliche Wiederholung), die zu ihrer Überschreitung berechtigen, nach Inkrafttreten der neuen Verordnung mit ihren detaillierten und erschöpfenden Bestimmungen über das Verschreiben Betäubungsmittel enthaltender Arzneien auch für letztere weiter gelten. Offenbar mit Rücksicht auf diese Zweifel hat man nachträglich in die Erläuterung zu § 19 folgenden Satz eingefügt:

„Die Bestimmungen der Tabelle A, Anlage VIII, des Deutschen Arzneibuchs, sechste Ausgabe, bleiben unberührt."

Infolgedessen wird sich für den Apotheker auch in Zukunft eine gewissenhafte Prüfung der verschriebenen Einzel- und Tagesgaben einer Arznei auf Überschreitung der Maximaldosen als notwendig erweisen, zumal die Bestimmungen des Straf- und Zivilrechts über die Haftung für Fahrlässigkeit natürlich weiter bestehen bleiben. Und sicher würde man dem Apotheker es auch in Zukunft als Fahrlässigkeit anrechnen, wenn er ein ärztliches Rezept, in welchem der Arzt zwar innerhalb der Grenzen der Opiumverordnung, aber doch unter Überschreitung der Höchstgaben des Arzneibuches ein Betäubungsmittel ohne Ausrufungszeichen usw. verschrieben hat, ohne Prüfung, ob hier ein Versehen des Arztes vorliegt, anfertigen wollte.

Ad i. Hinsichtlich des Datums des Rezeptes gelten für die Abgabe zwei Beschränkungen. Einmal, das Rezept darf nicht vordatiert sein. Und sodann, das Rezept darf, falls es eine für einen Kranken ausgestellte eingetragene Verschreibung über eine Opium, eine Opiumzubereitung oder Morphin enthaltende Arznei ist, nicht älter als 6 Tage (den Tag der Ausstellung eingerechnet) sein.

Ad k. Die äußere Form des Rezeptes muß den Bestimmungen, die die Verordnung darüber dem Arzte auferlegt hat, und die oben bereits wiedergegeben waren, entsprechen. Eine Nachprüfung der Angaben auf ihre Richtigkeit in tatsächlicher Hinsicht, insbesondere ob die Vermerke über Name und Wohnung des Kranken oder des Tierhalters wahrheitsgemäß sind, liegt dem Apotheker indessen nicht ob. Wohl aber wäre der Apotheker, um sich nicht strafbar zu machen, in dem Falle zu näheren Ermittlungen verpflichtet, wenn ein sonst formgerecht abgefaßtes Rezept durch irgendwelche Momente zu dem Verdacht Anlaß gibt, daß der Aussteller keine zum Verschreiben berechtigte Medizinalperson ist. Im ganzen sind in formeller Hinsicht nicht weniger als 12 einzelne Punkte zu beachten. Sind diese nicht alle erfüllt, so darf die verordnete Arznei nicht abgegeben werden. Von dieser Regel werden jedoch zwei Ausnahmen zugelassen.

Bei nicht „eingetragenen" Verschreibungen von Betäubungsmitteln der Gruppe I (Opiate) für einen Kranken oder für ein Tier darf der Apotheker die Arznei auch dann verabfolgen, wenn die sonst allgemein vorgeschriebene Angabe der Wohnung des Kranken oder des Tierhalters fehlt. Die Befreiung gilt aber nur für den Apotheker; der Arzt oder Tierarzt, der die Beifügung der Angabe unterläßt, macht sich seinerseits eines Verstoßes gegen die Verordnung schuldig.

Die zweite Ausnahme bezieht sich einerseits auf alle Betäubungsmittel, andererseits nur auf Verschreibungen eines Arztes (nicht Zahnarztes oder Tierarztes), die in irgendeinem Punkte den Bestimmungen der Verordnung nicht entsprechen. Wenn hier der Überbringer des Rezeptes glaubhaft versichert, daß ein dringender Notfall vorliegt, der die unverzügliche Anwendung der Arznei erforderlich macht, darf die verschriebene Arznei bis zur Gesamthöchstmenge, die in § 9 Abs. 1 der Verordnung für das betreffende Betäubungsmittel vorgesehen ist, abgegeben werden, wobei auf dem Rezept ein Vermerk über die Angaben des Überbringers und über die abgegebene Menge des Betäubungsmittels zu machen ist. Was als „dringender Notfall" anzusehen ist, ergibt sich auch aus der Begründung nicht mit völliger Klarheit, da diese nur Beispiele anführt, so einen größeren Unglücksfall oder „sonstige Vorkommnisse, die außerhalb des sonst üblichen Rahmens der ärztlichen Praxis liegen". Es wird daher in diesen Fällen dem subjektiven Ermessen des Apothekers ein gewisser Spielraum zuzubilligen sein. In diesem Punkte weist die Verordnung nun eine befremdliche Lücke auf. Da sie bei Reduzierung der Menge des Betäubungsmittels, die der Apotheker im vorliegenden Falle abgeben darf, ausdrücklich auf § 9 Abs. 1 verweist, und dieser Paragraph nur die anderen Betäubungsmittel umfaßt, nicht Kokain, dessen Höchstmengen erst im § 13 angegeben sind, so folgt hieraus, daß in einem dringenden Notfall bei unvorschriftsmäßiger Verschreibung von den anderen Betäubungsmitteln zwar nur die zulässigen Höchstmengen verabfolgt werden dürfen, von Kokain jedoch, das die Verordnung sonst am strengsten behandelt, jede verschriebene Menge, jede Stärke, jede Arzneiform. Daß der Gesetzgeber dies beabsichtigt hat, ist freilich kaum anzunehmen.

Ad 1. Ein Sonderverbot hat die Verordnung in § 23 für das Versenden von Betäubungsmittel enthaltenden Arzneien über den Niederlassungsort der Apotheke hinaus getroffen. Sie bestimmt, daß ein solches Versenden nur dann zulässig ist, wenn die versendende Apotheke „zu den dem Bestimmungsort nächstgelegenen 10 Apotheken gehört". Ob diese Bestimmung rechtsgültig ist, könnte fraglich erscheinen, da sie nicht eine Beschränkung der „Abgabe" von Betäubungsmitteln in den Apotheken, sondern nur der „Versendung" darstellt, das Gesetz in dem erwähnten § 8 aber die Reichsregierung nur zum Erlasse von Beschränkungen hinsichtlich des Verschreibens und der „Abgabe" ermächtigt hat. Hierüber dürfte wohl einmal eine Entscheidung der zuständigen Gerichte erfolgen. In der Begründung wird die Bestimmung des § 23 mit medizinalpolizeilichen Erwägungen zu rechtfertigen gesucht. Es hätten sich beim Versand von Betäubungsmitteln durch sog. Versandapotheken schwere Mißstände ergeben, die es nötig machten, den Versand über größere Entfernungen zu untersagen, um damit die Kontrolle über die Betäubungsmittelbezüge eines Arztes oder einer Anstalt möglichst in der Hand des für den Erwerber zuständigen Medizinalbeamten zu konzentrieren. Doch scheint es, als ob der gute Zweck, hier die Versandapotheken auszuschalten, mit einem nicht gleich guten Mittel erreicht werden sollte. Die Bestimmung ist dem § 50 Abs. 2 der Preußischen Apothekenbetriebsordnung nachgebildet. Dieser nötigt gewisse Krankenhausapotheken, ihren Arzneibedarf einer der nächstgelegenen zehn Apotheken zu entnehmen. Das ist sehr wohl durchführbar, weil eine Krankenanstalt jederzeit wissen kann, welche Apotheken zu den zehn nächstgelegenen gehören. Bei der Opiumverordnung liegt aber die Sache umgekehrt. Hier wird nicht dem Besteller, sondern dem Lieferer eine Beschränkung auferlegt, und zwar eine oft unerfüllbare. Denn bei einer Bestellung von auswärts wird der einzelne Apotheker bisweilen vollständig außerstande sein, festzustellen, ob er zu den „dem Bestimmungsort nächstgelegenen zehn Apotheken gehört". Er ist nicht verpflichtet und auch nicht in der Lage, alle um den Bestimmungsort herumgelegenen Apotheken und ihre Entfernung von ersterem zu kennen. Ganz eigenartige Verhältnisse würden sich aber ergeben bei Bestimmungsorten in der Nähe von Großstäten. Denn dann würde allenfalls nur eine ganz an der Peripherie der Großstadt befindliche Apotheke lieferungsberechtigt sein. Alle anderen Apotheken der gleichen Großstadt wären, da sie entfernter liegen, ausgeschlossen, was wohl unmöglich beabsichtigt sein dürfte. Übrigens sind Umgehungen des Verbots dadurch möglich, daß der auswärtige Besteller einen Boten in die Apotheke schickt, der die Arzneien dort in Empfang nimmt und sie dem Besteller entweder selbst überbringt oder seinerseits übersendet.

Die Ungewißheit, in der sich der Apotheker bei Sendungsaufträgen oftmals hinsichtlich der Frage befinden wird, ob seine Apotheke zu den zehn dem Bestimmungsort nächstgelegenen gehört, kann ihn in eine äußerst schwierige Situation bringen. Glaubt er nämlich irrtümlich, er zähle zu den zehn nächstgelegenen und versendet daraufhin eine betäubungsmittelhaltige Arznei, so macht er sich eines Verstoßes gegen das Opiumgesetz schuldig. Befindet er sich aber irrtümlicherweise in der entgegengesetzten Annahme und verweigert daher die Versendung, so kommt er mit der Apothekenbetriebsordnung in Konflikt, die den Apotheker verpflichtet, alle ärztlichen Verordnungen, soweit gesetzliche Hindernisse nicht im Wege stehen, ohne Verzug auszuführen. Zu geringe, wie zu große Vorsicht können hier somit unter Umständen den Armen schuldig werden lassen. Wie soll sich der Apotheker in einer so unsicheren Situation verhalten? Er könnte versuchen, bei der Medizinalbehörde eine Auskunft darüber zu erbitten, ob seine Apotheke zu den zehn einem Bestimmungsort nächstgelegenen gehört. Aber auch diese Stelle dürfte vielleicht nicht immer, so insbesondere in Grenzbezirken, in der Lage sein, eine sichere Antwort zu geben, und dann wird dadurch wohl stets ein Zeitverlust herbeigeführt, der unter Umständen gerade in medizinalpolizeilicher Hinsicht bedenklich sein könnte.

Die Bindung an die zehn dem Bestimmungsort nächstgelegenen Apotheken gilt auch für das Versenden von sog. Ärztemustern, die Betäubungsmittel enthalten. Freilich gilt diese Beschränkung nur dann, wenn diese Ärztemuster als Heilmittel versandt werden und daher der Einzelabgabe durch Apotheken vorbehalten sind. Werden sie nicht zu Versuchszwecken, sondern nur, um Ärzten bekannt zu werden, versandt, dann würde es sich unter Umständen nicht um eine apothekenpflichtige Abgabe als Heilmittel handeln, und der Versand könnte auch direkt durch die Fabrikationsstätte geschehen, wobei dann der nur auf Apotheken bezügliche § 23 der Verschreibungsverordnung nicht in Betracht käme. Aber in diesem Falle müßte der Empfänger die nach dem Opiumgesetz erforderliche Erlaubnis sowie den Bezugsschein besitzen, und beide dürften wohl für solchen Zweck nicht erteilt werden.

Weitere als die vorgenannten 22 Gesichtspunkte kommen für die Beurteilung der Berechtigung der Apotheker zur Abgabe und Versendung betäubungsmittelhaltiger Arzneien nicht in Betracht. Der Apotheker ist, wie die Begründung zu §§ 21 und 22 ausdrücklich bemerkt, nur zur Nachprüfung der Tatsachen verpflichtet, die er aus der einzelnen ihm vorgelegten Verschreibung ersehen kann. Er hat aber nicht zu untersuchen, ob sich der Arzt, Zahnarzt oder Tierarzt im übrigen innerhalb der ihm für das Verschreiben der Betäubungsmittel gezogenen Grenzen gehalten hat. Also z. B. ob die Anwendung des Betäubungsmittels ärztlich usw. begründet ist, ob eine kokainhaltige Arznei nur für einen erlaubten Zweck bestimmt ist, ob der Arzt am gleichen Tage schon einmal für einen Kranken oder für seine Praxis die zugelassene Höchstmenge eines Betäubungsmittels oder ob er schon ein anderes Betäubungsmittel verschrieben hat und dergleichen.

Bei ärztlichen und tierärztlichen Hausapotheken ist die Rechtslage eine andere. In diesen darf die Abgabe Betäubungsmittel enthaltender Arzneien nur dann erfolgen, wenn der Arzt oder Tierarzt in jeder Hinsicht zur Verschreibung derselben berechtigt ist.

Eine besondere Behandlung erfordert die **Lieferung von Betäubungsmitteln und betäubungsmittelhaltigen Arzneien an Krankenhäuser.** Hierbei ist zunächst zu unterscheiden zwischen Krankenhäusern mit Anstaltsapotheke und solchen ohne derartige Einrichtung.

1. Krankenhäuser mit Anstaltsapotheke. Für den Betäubungsmittelbezug derartiger Krankenhäuser ist es unerheblich, ob sie öffentlichen und gemeinnützigen oder privat-

gewerblichen Charakter haben und ob die Anstaltsapotheke von einem approbierten Apotheker oder von einer Diakonisse geleitet wird, denn auch die letzteren Einrichtungen werden in der preußischen Apothekenbetriebseinrichtung als „Krankenhausapotheken" bezeichnet. Der rechtliche Unterschied zwischen ihnen und pharmazeutisch geleiteten Krankenhausapotheken liegt lediglich darin, daß ihr vom Vorstand des Krankenhauses zu bestimmender Arzneimittelbestand in der Regel geringer ist, als bei der anderen Gruppe, und daß sie zum Bezuge aller Arzneimittel und aller nicht selbst bereiteten Arzneien aus einer der zehn nächstgelegenen Apotheken verpflichtet sind. Die Lieferung von Betäubungsmitteln und betäubungsmittelhaltigen Arzneien aus Krankenhausapotheken beider Arten an eine Station des Krankenhauses wird nun, wie bereits vorhin bemerkt, und wie auch die Begründung noch besonders betont, von der Verordnung überhaupt nicht betroffen. Im Verkehr zwischen Krankenhaus und Krankenhausapotheke dürfen die Betäubungsmittel somit, soweit sie zum Arzneibestand der Apotheke gehören, in jeder Menge, Stärke und Arzneiform und auch in Substanz verschrieben und abgegeben werden. Das Recht der betreffenden Krankenhausapotheken zum Bezuge von Betäubungsmitteln ist nach der Opiumgesetzgebung genau das gleiche, wie das der öffentlichen Apotheken, also nur von einem Bezugsschein für jeden Einzelfall abhängig. Die pharmazeutisch geleitete Krankenhausapotheke kann dabei, wie jede öffentliche Apotheke vom Großhandel beziehen, die nicht pharmazeutisch geleitete Dispensieranstalt ist auf den Bezug aus einer Apotheke angewiesen, wobei für diesen Fall die liefernde Apotheke der Erlaubnis bedarf. Da eine solche Erlaubnis zum Zwecke der Belieferung einer nicht pharmazeutisch geleiteten Dispensieranstalt jedoch nicht erteilt werden und letztere auch den erforderlichen Bezugschein nicht erhalten wird, kommt praktisch für diese Einrichtungen somit nur der Bezug Betäubungsmittel enthaltender Arzneien auf Grund ärztlicher Verordnungen aus öffentlichen Apotheken in Frage. Es gelten dann die gleichen Vorschriften wie bei Lieferungen an Krankenhäuser ohne Anstaltsapotheke.

2. K r a n k e n h ä u s e r   o h n e   A n s t a l t s a p o t h e k e. Hier ist die von der Opiumverordnung getroffene Rechtslage eine ganz verschiedene, je nachdem es sich um öffentliche und gemeinnützige oder um privatgewerbliche Krankenanstalten handelt. Für Krankenhäuser der erstgenannten Kategorie sowie für Universitätskliniken und diesen gleichgestellte Anstalten der medizinischen Akademien, ferner für ärztliche und tierärztliche Hausapotheken sowie für die Ausrüstung der Kauffahrteischiffe dürfen im Rahmen des von der Verordnung im einzelnen genau fixierten und vorhin bereits erwähnten Verschreibungsrecht der einzelnen Medizinalpersonen betäubungsmittelhaltige Arzneien a u f R e z e p t verschrieben und geliefert werden, ohne daß eine Begrenzung hinsichtlich der Menge gezogen wäre. Jedoch gelten auch für diesen Fall die Verbote der Verschreibung bzw. Lieferung in Substanz sowie in stärkeren als den zugelassenen Konzentrationen, beim Kokain außerdem die Beschränkung auf die Formen der höchstens 10pro-

zentigen Lösung oder der Augentablette. Für nicht öffentliche und gemeinnützige, also privatgewerbliche Krankenanstalten, die nach § 30 der Gewerbeordnung konzessionspflichtig sind, besteht kein besonderes Verschreibungs- oder Abgaberecht von betäubungsmittelhaltigen Arzneien. Diese müssen vielmehr entweder für den Praxisbedarf des Arztes oder für den einzelnen Patienten verschrieben werden, wobei bei der Lieferung durch öffentliche Apotheken, abgesehen von den zugelassenen Fällen der eingetragenen Verschreibung von Opium oder Morphin, die Beschränkung auf die in der Verordnung angeführten Tageshöchstmengen bestehen bleibt. Daß dieser Rechtszustand dem ausdrücklichen Willen des Gesetzgebers entspricht und mithin auch von Privatsanatorien für Geisteskranke mit ihrem erhöhten Betäubungsmittelbedarf innezuhalten ist, geht aus der Begründung der Verordnung unzweideutig hervor.

Im Anschluß an die Bestimmungen über die Abgabeberechtigung der Apotheker gibt die Verordnung in § 24 noch eingehende Anweisungen über die Behandlung von Verschreibungen, die aus irgendeinem Grunde nicht beliefert werden dürfen. Liegt ein dringender Notfall für die ärztliche Verschreibung nicht vor, oder handelt es sich um eine nicht formgerechte und sachgerechte zahnärztliche oder tierärztliche Verschreibung, so hat die Apotheke mit Tinte oder Tintenstift folgenden Vermerk anzubringen: „Die Verschreibung darf nach gesetzlicher Vorschrift nicht beliefert werden." Die Verschreibung ist sodann, mit der Firma der Apotheke versehen, dem Kranken oder dem Überbringer der Verordnung in einem geschlossenen Briefumschlag mit der Anschrift des Arztes, Zahnarztes oder Tierarztes zwecks Übermittlung an diesen zurückzugeben oder auf andere geeignete Weise unmittelbar dem Arzt, Zahnarzt oder Tierarzt zuzustellen.

Auch diese Bestimmung ist gut gemeint und soll nicht zuletzt den Apotheker vor dem Vorwurf eines inkorrekten Verhaltens in solchem Falle schützen. Rechtsgültig dürfte sie freilich kaum sein. Der Reichsminister des Innern ist durch das Opiumgesetz nur ermächtigt, die Abgabe „der Stoffe und Zubereitungen" einschränkende Bestimmungen sowie „die erforderlichen Ausführungsbestimmungen" zu erlassen. Über diesen Rahmen geht aber die Anordnung der Form, in der der Apotheker ein nicht ausführbares Rezept dem Eigentümer desselben zurückzugeben hat, zweifellos hinaus.

Außerdem hat diese Bestimmung eine interessante Wirkung in bezug auf Ärzte, Zahnärzte und Tierärzte. Dadurch, daß der Apotheker ihnen alle wegen Vorschriftswidrigkeiten nicht belieferbaren Verschreibungen wieder direkt zustellen soll, sind die Medizinalpersonen weitgehend der Gefahr enthoben, wegen eines Verstoßes gegen die Verschreibungsvorschriften mit den Behörden in Konflikt zu kommen. Somit ist hierdurch der Apotheker vom Gesetzgeber zum Beschützer des Arztes bestellt, und es ist ihm bei strenger Innehaltung der Vorschrift kaum möglich, selbst den skrupellosesten ärztlichen Opiatverschreiber unter Beifügung des Beweismaterials der Behörde anzuzeigen, da damit der Apotheker gegen die Verordnung verstoßen würde.

3. Abgabe gegen Erlaubnis- und Bezugsschein.

Außer der unzulässigen Abgabe von Betäubungsmittel enthaltenden Arzneien im Handverkauf und der zulässigen, aber unendlich differenziert geregelten Abgabe auf ärztliches und dgl. Rezept ist auch eine Verabfolgung zu anderen als arzneilichen, insbesondere zu gewerblichen oder wissenschaftlichen Zwecken denkbar und auch in der Verordnung über Zulassung zum Verkehr mit Betäubungsmitteln vom 1. April 1930 vorgesehen. Für solche Fälle scheidet die Verschreibungsverordnung natürlich überhaupt aus, und es gilt nur das Opiumgesetz selbst mit seinen Forderungen, der Erlaubnis und des Bezugscheines, soweit nicht einzelne Zubereitungen von letzterem befreit sind. Soweit die Betäubungsmittel zu den Giften im Sinne der Giftverordnung gehören, würden noch die von dieser vorgesehenen bekannten Formalitäten zu erfüllen sein.

C. Buchführung.

Die Bestimmungen der Verschreibungsverordnung über den Verbleibsnachweis der Betäubungsmittel sind verhältnismäßig einfach. Der Verbleibsnachweis in den öffentlichen Apotheken wird geführt einmal durch die Verpflichtung, alle diesbezüglichen Verschreibungen auf jeden Fall zurückzubehalten und, sofern sie nicht an Versicherungsträger*) zurückgegeben werden müssen, fortlaufend zu numerieren und nach Kalendermonaten getrennt mindestens fünf Jahre aufzubewahren, und sodann durch die vorgesehenen Betäubungsmittelbücher, deren die Verordnung zwei kennt, das Betäubungsmittelbuch I für Apotheker für selbstangefertigte Arzneien, das Betäubungsmittelbuch II für Spezialitäten. Dazu kommen für Hausapotheken das Betäubungsmittelbuch für ärztliche Hausapotheken und dasjenige für tierärztliche Hausapotheken. Also vier Geschäftsbücher, denen die fünf ärztlichen Formulare, Morphinbuch für Ärzte, Morphinbuch für Tierärzte, Kokainbuch für Ärzte, Kokainbuch für Zahnärzte, Kokainbuch für Tierärzte, zur Seite treten.

Mit Einführung der Betäubungsmittelbücher hat der Gesetzgeber unter den ihm offen stehenden Wegen der Kontrolle den strengsten gewählt. Das deutsche Betäubungsmittelgesetz hat es in § 5 der Reichsregierung anheimgestellt, zu bestimmen, inwieweit die Vorschriften über Lagerbuchführung auch auf Apotheken sowie Hausapotheken Anwendung finden sollen, und noch deutlicher hat das Internationale Opiumabkommen in Artikel 6 festgesetzt, daß die Verpflichtung zur Buchführung „nicht unbedingt gilt für die von Ärzten verabreichten Mengen, ebenso wenig für den Verkauf, der von ordnungsgemäß ermächtigten Apothekern auf ärztliche Verordnung hin vorgenommen wird, wenn Arzt und Apotheker die Verordnungen in jedem Falle vorschriftsmäßig aufbewahren".

Die Kontrolle über die Rezepte und Betäubungsmittelbücher wird ausgeübt durch Prüfung derselben bei den Apothekenmuste-

---

*) Das sind nur Orts-, Land-, Betriebs-, Innungs- und Knappschaftskrankenkassen, Ersatzkassen, die Seekrankenkasse, die Berufsgenossenschaften und die Versicherungsanstalten.

rungen und Besichtigungen oder bei Einsichtnahme durch besondere Beamte oder schließlich durch Einsendung derselben oder von Auszügen daraus auf Verlangen an die zuständige Aufsichtsbehörde oder an das Reichsgesundheitsamt.

Bei Prüfung der in den Apotheken zurückbehaltenen Betäubungsmittel - R e z e p t e dürften folgende Gesichtspunkte in Frage kommen:

1. War der Arzt, Zahnarzt oder Tierarzt zur Verschreibung des Betäubungsmittels unter Berücksichtigung des Empfängers sachlich berechtigt?
2. Ist das Rezept in formaler Hinsicht vorschriftsmäßig ausgestellt?
3. War der Apotheker zur Belieferung der Verschreibung sachlich berechtigt?
4. Hat der Apotheker das Rezept in formaler Hinsicht vorschriftsmäßig behandelt? D. h. sind der Tag des Anfertigens und der Name des Anfertigers, bzw. bei Spezialitäten der Tag der Abgabe und der Name des Abgebers, sowie in allen Fällen die Firma der Apotheke richtig vermerkt, und sind die Privatrezepte fortlaufend numeriert?
5. Sind alle Verschreibungen richtig in die Betäubungsmittelbücher eingetragen?

Die B e t ä u b u n g s m i t t e l b ü c h e r sind das zweite Instrument der Kontrolle des Betäubungsmittelverkehrs in Apotheken. Sie sind, wie die Rezepte, fünf Jahre lang aufzubewahren. Ihre gewissenhafte Führung wird angesichts der genauen dafür gegebenen Anweisungen keine besonderen Schwierigkeiten verursachen.

In einem Punkte befriedigt das Schema der Betäubungsmittelbücher allerdings nicht. Spalte 4 trägt nur den Kopf „Name des Kranken". Da aber betäubungsmittelhaltige Arzneien, wie wir gesehen haben, nicht nur für einen Kranken, sondern auch für den Praxisbedarf des Arztes, für Krankenhäuser, Universitätskliniken, Hausapotheken und Kauffahrteischiffe abgegeben werden dürfen, fehlt es für all diese Fälle, wo ein einzelner Kranker nicht in Frage kommt, an einer Stelle in den Büchern, an welcher der Empfänger (Praxisbedarf, Krankenhaus, Hausapotheke usw.) vermerkt werden könnte. Will der Apotheker besonders gewissenhaft handeln, so wird er den Ausweg wählen, die betreffenden Angaben gleichwohl in die Spalte „Name des Kranken" einzutragen, worauf auch die Bestimmung in § 19 Abs. 3 der Verordnung hindeutet. Ein Zwang dazu liegt jedoch nicht vor.

Im übrigen ist zu beachten, daß beim Betäubungsmittelbuch I nicht die ganze Zusammensetzung der Arznei, sondern nur ihr Gehalt an dem Betäubungsmittel zu vermerken ist. Dabei ist Tinctura Opii benzoica in Spalte 28 unter Umrechnung auf einfache Opiumtinktur anzuführen. Beim Betäubungsmittelbuch II könnte unter Umständen die Erkennung aller Spezialitäten, die unter die neuen Vorschriften fallen, Schwierigkeiten machen. Hier greift ergänzend die bereits erwähnte Verordnung über Ankündigung und Beschriftung von Betäubungsmittel enthaltenden Arzneien vom 14. April 1930, die Angabe der erforderlichen Vermerke auf den Umhüllungen vorschreibt, ein. Da Spezialitäten, die diesen Deklarationsvorschriften noch nicht entsprechen, in den Apotheken nur bis zum 30. Juni 1931 abgegeben werden dürfen, wird zumindest von diesem Zeitpunkt ab die erforderliche Klarheit herrschen.

Die Eintragungen in die Bücher sind täglich vorzunehmen, d. h. eine einmalige Eintragung der am Tage abgegebenen Einzelmengen genügt. Eine Aufrechnung der in den einzelnen Spalten notierten Mengen der abgegebenen Betäubungsmittel hat nur im Betäubungsmittelbuch I, und zwar am Schlusse eines jeden Kalendermonats zu erfolgen. Unter diesen Angaben hat der Apothekenleiter am Schlusse jeden Kalendermonats einen Sichtvermerk anzubringen, desgleichen monatlich im Betäubungsmittelbuch II hinter der letzten Eintragung. Damit soll seitens des Apothekenleiters die Richtigkeit der Eintragungen, die im übrigen auch durch einen Angestellten erfolgen können, bestätigt werden.

Zweck der für Apotheker vorgeschriebenen Betäubungsmittelbücher soll nach der Begründung sein, daß vom Apotheker ein „lückenloser Nachweis" des Verbleibs der Betäubungsmittel geführt und verlangt" wird. Die Lückenlosigkeit dürfte allerdings nicht ganz erfüllt werden können. Bei der Betäubungsmittel-Buchführung des Apothekers werden nur die abgegebenen Mengen eingetragen. Über den sonstigen Verbrauch (z. B. Opium zur Darstellung von Opiumtinktur) wird ebensowenig Buch geführt wie über Bestand und Eingang. Letzterer ist nur aus den amtlichen Bezugscheinen zu ersehen. Ein richtiger „Verbleibsnachweis", der sich erst aus der Differenz zwischen Bestand plus Eingang einerseits und Ausgang bzw. Verbrauch andererseits ergeben würde, ist also überhaupt nicht vorgesehen. Nun ist sicher, daß bei der Dispensation ein gewisser Schwund beim Aufteilen einer größeren Menge in zahlreiche kleine Einzelmengen unvermeidlich ist, und daß gelegentlich auch Verluste durch Bruch entstehen. Eine weitere nicht unerhebliche Verlustquelle liegt in den Mengen, die der Apotheker zu den nach dem Arzneibuch vorgeschriebenen Prüfungen verwenden muß. Zur Prüfung nach dem D. A.-B. 6 werden gebraucht von:

Cocain. hydrochl.	0,6 g	Morphin. hydrochl.	0,75 g
Cocain. nitric.	0,6 g	Narcophin	0,9 g
Eukodal	0,7 g	Opium	3,5 g
Extr. Opii	1,5 g	Tinctura Opii croc.	35,0 g
Heroin. hydrochl.	0,4 g	Tinctura Opii spl.	35,0 g

Bei kleineren Apothekenbetrieben sind das Mengen, die unter Umständen schon ins Gewicht fallen können.

Der „lückenlose Nachweis" wird auch noch durch einen anderen Umsand durchkreuzt. Das Gesetz über den Verkehr mit Betäubungsmitteln, das die Grundlage für die Bezugsscheinpflicht der Opiate bildet, erstreckt sich bekanntlich nicht auf Zubereitungen, deren Gehalt an Morphin 0,2 p. c., an Kokain 0,1 p. c. nicht übersteigt. Derartige Zubereitungen (Spezialitäten) sind bezugsscheinfrei. Ihr Eingang in Apotheken wird also nicht durch Bezugsscheine ausgewiesen. Die Verschreibungsverordnung vom 19. Dezember 1930 soll dagegen auch auf die genannten schwächeren Morphium- und Kokainzubereitungen Anwendung finden*), nötigt also die Apotheker, jede Verabfolgung derselben in die Bücher einzutragen. Dadurch wird hier unter Umständen ein Ausgang von Betäubungsmittel enthaltenden Spezialitäten nachgewiesen, dessen Eingang durch Bezugsscheine nicht belegt ist. Das würde z. B. für Pantoponsirup zutreffen, der mit seinem Gehalt an 0,025 p. c. Morphin auch künftighin nicht bezugsscheinpflichtig, wohl aber buchungspflichtig ist.

Aus diesen Gründen wird von den Behörden bei Berechnung des Verbrauchs an Hand der Betäubungsmittelbücher eine weitgehende Liberalität erwartet werden dürfen. Bei Apothekenmusterungen und Besichtigungen wird die Einsichtnahme in die Betäubungsmittelbücher natürlich vornehmlich die Richtigkeit und Vollständigkeit der Eintragungen im Auge haben müssen, wobei zu beachten ist, daß in die Bücher auch die auf Rechnung von Versicherungsträgern abgegebenen Arzneien mit den übrigen der Zeitfolge nach einzutragen sind, desgleichen die seitens einer Stammapotheke an die Zweigapotheke verabfolgten Betäubungsmittel.

Die Bestimmungen über den Nachweis des Verbleibs der von den ärztlichen und tierärztlichen H a u s a p o t h e k e n bezogenen Betäubungsmittel schließen sich den für die Apotheken getroffenen an. Während die ärztlichen Hausapotheken nur die abgegebenen Betäubungsmittel einzutragen haben, wird den tierärztlichen Hausapotheken und den Tierärzten, die eine Erlaubnis nach § 3 des Opiumgesetzes erhalten haben, die Verpflichtung auferlegt. auch über die am Tier v e r w e n d e t e n Betäubungsmittel Buch zu führen, und zwar auch dann, wenn die betreffenden Arzneien oder Betäubungsmittel gegen tierärztliches Rezept aus einer Apotheke bezogen worden sind.

Das dritte und letzte Kontrollinstrument, das die Verordnung geschaffen hat, sind die M o r p h i n - u n d K o k a i n b ü c h e r der Ärzte, Zahnärzte und Tierärzte. Sie sind, wie die Betäubungsmittelbücher der Apotheken, fünf Jahre nach der letzten Eintragung aufzubewahren und dem zuständigen beamteten Arzt oder Tierarzt auf Verlangen vorzulegen. Auch in ärztlichen oder tierärztlichen Hausapotheken muß in Fällen, wo die zulässigen Höchstmengen von Opium und Morphin überschritten werden, oder eine Kokainlösung verwendet wird, das Morphin- bzw. Kokainbuch geführt werden. Bei der Nachprüfung derselben wird zu berücksichtigen sein, daß das in der Begründung angegebene Muster nicht Bestandteil der Verordnung, mithin nicht unbedingt verbindlich ist. Es genügt jedes andere Buch, wenn aus ihm die von der Verordnung verlangten Eintragungen ersichtlich sind.

V. Schluß.

Es war ein weiter und verschlungener Weg, der zurückgelegt werden mußte, um das ganze umfangreiche und schwer übersicht-

---

*) Ob diese Ausdehnung hinsichtlich der Buchführung rechtsgültig ist, ist bestritten worden, da § 5 des Opiumgesetzes, der die Lagerbuchführung behandelt, keine Ermächtigung zu einer Ausdehnung im Verordnungswege enthält.

liche Gebiet zu durchwandern. Der Gesetzgeber war, wie er in der Begründung betont, sich der erheblichen Schwierigkeiten, die einer umfassenden, bis ins einzelne gehenden Regelung der mit dem Verkehr mit Betäubungsmitteln zusammenhängenden Fragen entgegenstehen, wohl bewußt. Er glaubt offenbar, sie überwunden zu haben und insbesondere für Apotheker „klare Verhältnisse" oder, wie es an einer anderen Stelle heißt, „eindeutige Bestimmungen" geschaffen zu haben. Es ergeben sich die Fragen, ob dies gelungen ist, und ob das Ziel nicht auf einfachere Weise zu erreichen gewesen wäre.

In Ärztekreisen scheint man, soweit bisher Urteile vorliegen, der Neuregelung, vielleicht mit Ausnahme der Bestimmungen über Kokain, zustimmend oder jedenfalls nicht ablehnend gegenüberzustehen. Das muß den neutralen Beobachter eigentlich überraschen. Denn man fragt sich, welche Gründe einen Stand, der bisher über die Verschreibung und Anwendung der Arzneimittel, abgesehen von geringen Formalitäten, ungehemmt verfügte, und darüber nur dem ärztlichen Gewissen und Wissen Rechenschaft schuldig war, wohl veranlassen könnten, die enge Zwangsjacke zu begrüßen, die ihm mit der Neuordnung der Dinge angezogen werden soll. Ist es vielleicht die Erkenntnis, daß das ärztliche Gewissen und Wissen nicht immer mehr allein ausschlaggebend waren? Oder unterschätzen die Ärzte, die bisher mit Strafandrohung verknüpfte Einschränkungen ihrer Verordnungsfreiheit noch nicht kannten, die Wirkungen der neuen Bestimmungen, die auch ihnen bei Verstößen die Bekanntschaft mit dem Staatsanwalt bringen können?

Die Apotheker jedenfalls, die unter einer Fülle z. T. kleinlicher, beruflicher Polizeivorschriften seufzen, sehen in Sachen der Opiumgesetzgebung der Zukunft weniger unbesorgt entgegen, und sie zweifeln wohl nicht mit Unrecht, ob es dem im heutigen Geschäftsgange nach den verschiedensten Richtungen stark in Anspruch genommenen Rezeptar immer möglich sein wird, auf alle von der Praxis aufgeworfenen Fragen im Betäubungsmittelverkehr die richtige Antwort zu finden. **Weitgehende Milde und Nachsicht der Aufsichtsbehörden dürften daher dringend geboten erscheinen.**

Für Apotheker bedeutet es eine gewisse Erleichterung, daß die auch reichlich verwickelten landesrechtlichen Vorschriften über die Abgabe starkwirkender Arzneimittel jetzt auf Betäubungsmittel keine Anwendung mehr finden, und vor allem, daß für sie die Prüfung, ob ein Betäubungsmittel „als Heilmittel" verschrieben ist, fortgefallen ist. Eine kleine Entschädigung für die vermehrte Arbeitsleistung soll ihnen die zum 1. April in Kraft getretene Erhöhung der Opiumgebühr der Deutschen Arzneitaxe (Ziffer 7 Abs. 2) von 10 auf 20 Pf. gewähren. Aber diese Erleichterungen sind doch auf der andern Seite etwas sehr teuer erkauft.

Hätte die Regelung nicht etwas einfacher und großzügiger erfolgen können? Die Begründungen sowohl zum Opiumgesetz wie zu der neuen Verordnung gehen davon aus, daß sich in der ärztlichen Verschreibung von Betäubungsmitteln und in ihrer daraufhin erfolgten Abgabe in Apotheken Mißstände herausgebildet hätten, zu deren Beseitigung einschneidende Maßnahmen erforderlich seien, die sich auch an die Ärzte, Zahnärzte und Tierärzte wenden müßten. Dabei wurde auch auf eine nachdrückliche Abwehrmaßnahmen fordernde Entschließung des Reichtags von 22. Januar 1926 Bezug genommen. Anderseits wurden unlängst in einem Vortragsabend der Deutschen Pharmazeutischen Gesellschaft von beiden Referenten Kurven über die Verbreitung der Betäubungsmittelsucht in Deutschland gezeigt, die einen deutlichen Rückgang seit den Inflationsjahren erkennen ließen. Beide Vortragende waren daher bemüht, den Nachweis zu führen, daß gleichwohl die Schäden noch immer bedeutend genug seien, um die scharfen Beschränkungen der neuen Verordnung zu rechtfertigen. Doch ich möchte frei nach Tasso sagen: Man sprach vergebens viel, um zu begründen; der Hörer sah das Sinken nur der Kurve. Jedenfalls hätte dieses Sinken wohl Anlaß geben sollen, die Vorschriften in milderer Form zu erlassen. Vor allem auch schon deshalb, weil die neue Verordnung ja nur diejenigen Quellen verstopfen kann, aus denen die Suchtzwecken dienenden Betäubungsmittel nur zum allergeringsten Teile stammen. Der Schleichhandel und die durch Großschiebungen angeblicher Auslandsware unter die Reflektanten gebrachten Mengen werden auch durch die schärfste Kontrolle von Arzt und Apotheker nicht berührt. Schon die eingangs erwähnte, vom Reichstag im Jahre 1910 angenommene Resolution von Treuenfels bezeichnete den sog. Großhandel als den Weg, auf dem Narkotika in die Hände unbefugter Personen gelangen. Im Herbst 1928 wurde in einem in Berlin verhandelten großen Rauschgiftprozeß festgestellt, daß Riesenmengen Morphium, Kokain und anderer Opiate, für die eine ordnungsgemäße Ausfuhrbewilligung erteilt worden war, durch ein einfaches Manöver wieder ins Inland zurückbefördert und hier jeder Kontrolle bar unter die Abnehmer gebracht worden waren. Und noch im Juni 1930 konstatierte ein Reichstagsabgeordneter die Tatsache und Möglichkeit geheimer Einfuhr von Rauschgiften aus dem Auslande. Wenn solche Dinge vorkommen, dann muß man sich doch fragen, ob der viel kleinere Schaden, der evtl. durch gewissenlose Ärzte oder Apotheker entstehen könnte, die strengen und einschneidenden Maßnahmen rechtfertigt, unter denen jetzt alle Ärzte und Apotheker zu leiden haben. Die Frage ist um so begründeter, als seit dem Inkrafttreten des neuen Opiumgesetzes, also seit 1. Januar 1930, der Abgabe von Rauschgiften in Apotheken auf Grund vorschriftsmäßiger Rezepte überhaupt keine Schranken gezogen waren, und man nichts Nennenswertes über Mißstände oder Rauschgiftschäden, die sich aus diesem Zustand ergeben hätten, gehört hat. Ich glaube, weniger wäre hier mehr gewesen, und mit etwas einfacheren und daher leichter durchführbaren Mitteln hätte sich der beabsichtigte Zweck bequemer und sogar sicherer erreichen lassen. Auch dann noch würde der Apotheker dem Kranken ein ihm verschriebenes Betäubungsmittel mit gutem Gewissen mit den Worten aus Lessinge „Nathan" übergeben können: „Es ist Arznei, nicht Gift, was ich dir reiche."

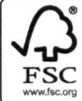

MIX
Papier aus verantwortungsvollen Quellen
Paper from responsible sources
FSC® C105338

If you have any concerns about our products,
you can contact us on
ProductSafety@springernature.com
In case Publisher is established outside the EU,
the EU authorized representative is:
**Springer Nature Customer Service Center GmbH
Europaplatz 3, 69115 Heidelberg, Germany**

Printed by Libri Plureos GmbH
in Hamburg, Germany